ここでは，まず看護過程全体の流れを把握していただきます（1章)。看護診断をスムーズに展開させるエッセンス（クリティカルシンキング・看護理論のとらえ方など）を押さえながら，じっくりと読み進めてください。

その上で思考プロセスごとの解説へと進みます（2章以降)。ここで大切なことは，「プロセスごとにわかりにくい内容が出てきても立ち止まらない」ことです。立ち止まると思考の流れもそこで滞り，結果的に看護過程プロセスの大きな流れに乗れなくなり，余計に理解することが難しくなります。ですから，まずは大きな看護の枠組みと流れをつかむことに重点をおきましょう。

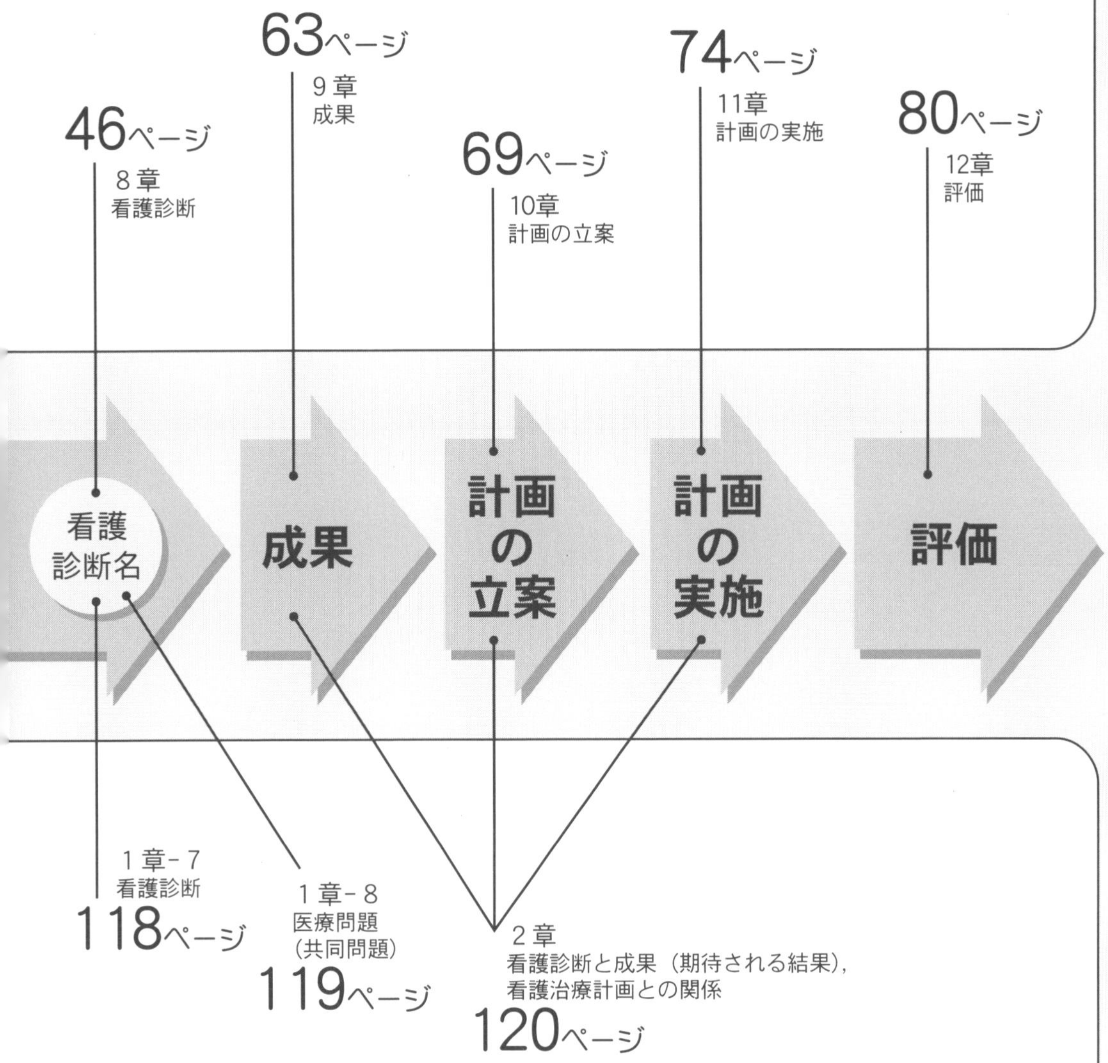

46ページ
8章
看護診断

63ページ
9章
成果

69ページ
10章
計画の立案

74ページ
11章
計画の実施

80ページ
12章
評価

看護診断名 → 成果 → 計画の立案 → 計画の実施 → 評価

1章-7
看護診断
118ページ

1章-8
医療問題
(共同問題)
119ページ

2章
看護診断と成果（期待される結果)，
看護治療計画との関係
120ページ

ここからは，Part1でつかんだ看護過程プロセスの大きな流れ・知識が実践で活用できるように，事例に沿って，一つひとつの看護診断プロセスを解説していきます。

読み進んでいく上で，わからないポイントが出てきたら，Part1の対応している項目に戻って知識や思考パターンを確認してください。Part1を学習している時にはわからなかった内容についても，事例に沿って見ていけば，知識と実践が一致して「そうだったのか！」と納得できると思います。

また，実際に受け持っておられる患者事例などを，この展開方法に当てはめて学習してみられることをお勧めします。より理解が深められることでしょう。

江川隆子の
かみくだき看護診断

改訂11版

はじめに

看護診断が，多くの病院で使用されている現在においても，看護診断は難しくてなかなか取り組めないとか，導入しているけど……と言葉に詰まったり，看護診断はしているけど看護治療計画がどうもといった，看護診断に対するマイナス的な評価が少なくありません。それはなぜでしょうか。決して看護過程や看護診断そのものに問題があるわけではありません。根づかない理由の一つとして，私たち看護師が，自分たちの仕事に対する責任と援助範囲を正しく認識していないということがあるのではないでしょうか。

私たち看護師の責任と援助範囲は，保健師助産師看護師法の中に示されています。保助看法第５条では，医療・福祉の中で，特に医療の中での看護師の責任は〈診療の補助〉と〈療養上の世話〉と記されています。看護診断は，看護師のアイデンティティを明確に示せるものの一つとして，法律上「療養上の世話」に位置づけられるものです。つまり，「療養の世話」には，治療や病気によって制限または妨げられる患者の日常生活（ADL）に対する看護援助（ケア）と，看護治療によって改善することができる，患者が必要とする看護援助を概念化した〈看護診断〉が位置づけられるということです。

この保助看法を基に「看護の定義」が日本看護協会から出されています。巻末資料として，本書の最終ページ（P.160～161）に「保助看法」と「看護の定義」を載せています。また，保助看法第５条に基づいて，看護師の援助範囲と看護の責任について示した表も載せています。その表の中で，特に注目してもらいたいのは，〈診療の補助〉における看護師の責任についてです。「医療行為」をする上での看護師の責任には，看護師として，適切に指示を受ける能力，安全かつ適切に医療行為を実施できる能力，適切に実施した医療行為の結果を正確に報告（記述も含む）できる能力が伴います。皆さんが学生の時に，看護学だけでなく，解剖・病態生理学，心理学，薬学，栄養学など多岐にわたって学習している意味がここにあります。

皆さんが，このことを理解して看護過程や看護診断を学習すると，今自分たち看護師の行っていることに責任を持ち，きちんとした思考・技術を提供しなければならないと気づくはずです。

看護過程や看護診断は，看護実践に必要な知識であり技術です。あなたが看護専門職である限り，この思考を優れたものとして習得し，維持していくために，患者の援助を通して研鑽を積むことが必要です。看護教育で，看護診断，看護理論などの教育を受けていないからよくわからないなどの声を耳にしますが，教育を受けていないからわかりにくいのでしょうか。いいえ，意図的で，豊富で熟達した臨床経験からも，看護過程や看護診断に関する思考を学ぶことは可能です。

本書は，初めて看護過程や看護診断を学習しよう，あるいはもう一度やり直そうと思っている看護者に焦点を当てて書き上げました。ですから，ある部分はすでにわかっている方にとって，回りくどく感じるかもしれません。そのような方は躊躇なく，その部分を飛ばしてページを進めてください。

本書のもう一つの特徴は，看護過程と看護診断に関する知識と思考の解説と，事例を用いての看護過程の展開を論じる2部構成になっていることです。Part 1では，看護過程について観察から評価までの……完全な事例展開を少なくとも10例以上行うことなしに到達は望めないでしょう。

・思考の熟達のコツは正しい知識と観察，分析能力，それと努力と根気です。
・根気があれば熟達はすぐに訪れます。教育の背景は弊害になっても，この思考にとって欠点ではありません。
・真似ることは最初の最高の学習方法です。

最後に，本書では看護の視点に機能的健康パターン（ゴードン女史の推薦する）を採用しています。これは，看護診断分類を用いるのに適しているからです。初めての方も看護診断と看護データベースの関係を理解できれば，この看護の視点を使用することはそれほど難しくはないでしょう。

ぜひ，看護過程と看護診断の知識と思考施術を患者さんのために習得してください。

2022年2月

江川隆子

CONTENTS

Part 1 看護診断プロセスの基礎理解

Part2 事例で学ぶ 看護診断プロセス

Part 1

Part 2

Part 1 看護診断プロセスの基礎理解

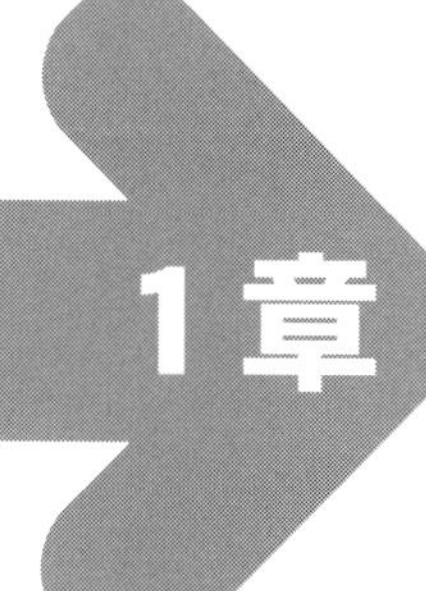

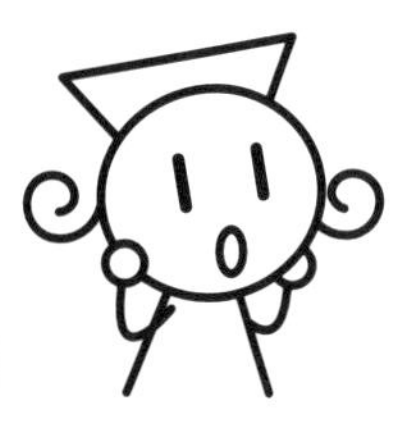

看護実践に看護師が用いる思考とは

観察 → 看護診断（整理 解釈 総合 → 分析 → 統合 → 照合 → 看護診断名）→ 成果 → 計画の立案 → 計画の実施 → 評価

1．看護過程とは

周知のように看護過程は，一般の問題解決型思考（POS）を基盤にしたものです。図１－１は，この看護過程（看護師が行う思考の総称）を図として示したものです。

看護過程については，複数の看護理論の中で理論家の「看護過程」として紹介されています。図１－２で見るとわかるように，理論家によって看護過程の表現や内容が異なりますが，観察する，判断する，その判断された問題に対して目標と計画を立て，それを実施し，評価するという一連の思考になっていることがわかると思います。特に，比較的新しいロイモデルの看護過程は，現在の標準化された看護過程に非常に類似しています。この標準化された看護過程は，この表からも理解できるように，これまでの看護理論家が推奨してきた看護過程を基盤にしたものです。

しかしながら，それぞれの看護理論は，アセスメントによって導かれるべき看護現象（看護診断）を明らかに示してはいません。したがって，この看護過程では，看護実践における主にADL（日常生活行動）の状況を判断することです。そのために看護過程で用いている目標は，看護師がADL援助に対していつ中止するか，変更するかという判断の目標です。なお，看護診断に用いている成果は，患者の状態がどう変化するかという状

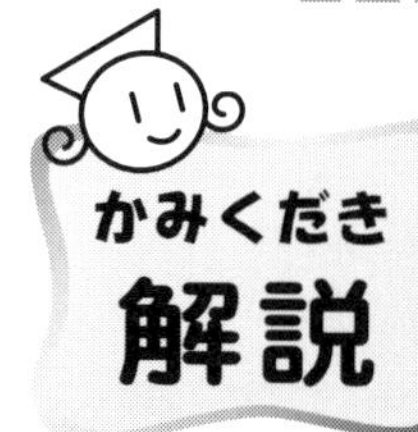

看護過程

看護実践に用いる科学的な思考過程です。
その思考はPOS（問題解決型思考）を基盤にしています。
看護過程は，観察，看護上の問題（看護診断を含む），目標・計画，実施，評価の５つの思考の段階を有しています。

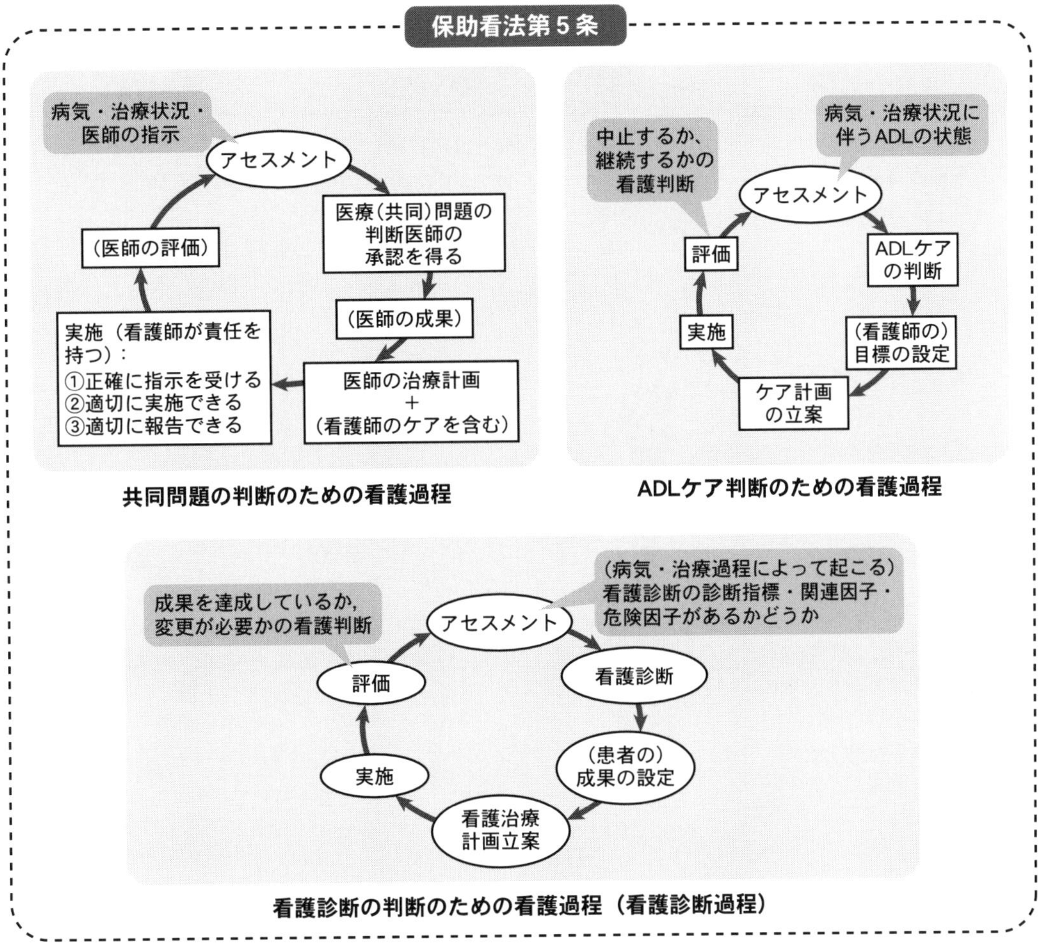

保助看法第5条

病気・治療状況・
医師の指示
アセスメント
医療（共同）問題の
判断医師の
承認を得る
（医師の成果）
医師の治療計画
＋
（看護師のケアを含む）
実施（看護師が責任を
持つ）：
①正確に指示を受ける
②適切に実施できる
③適切に報告できる
（医師の評価）

共同問題の判断のための看護過程

中止するか、
継続するかの
看護判断
病気・治療状況に
伴うADLの状態
アセスメント
ADLケア
の判断
（看護師の）
目標の設定
ケア計画
の立案
実施
評価

ADLケア判断のための看護過程

成果を達成しているか，
変更が必要かの看護判断
（病気・治療過程によって起こる）
看護診断の診断指標・関連因子・
危険因子があるかどうか
アセスメント
看護診断
（患者の）
成果の設定
看護治療
計画立案
実施
評価

看護診断の判断のための看護過程（看護診断過程）

図１－１　看護過程（看護師が行う思考の総称）

態を示すものです。そのため，図１－１にあるように成果と目標は異なっています。

2．看護診断の登場で看護過程が変わった？

そうしたもやもやとした気分を大いに解消させたのが，看護診断です。看護診断は，今までわれわれが言ってきたすべての看護問題や患者ニードを網羅するものではありません。しかしながら，看護診断によって，看護治療を施す必要のある問題とそうでない問題を分けることができるようになったのです（詳細は看護診断の項に述べます）。すなわち，看護診断は，アセスメント，看護診断，成果および計画の立案，実施，評価の６段階の思考からなる標準化された看護過程の軸になったのです。そのことは，診断によってこの看護過程が，看護実践におけるより科学的な思考として発展

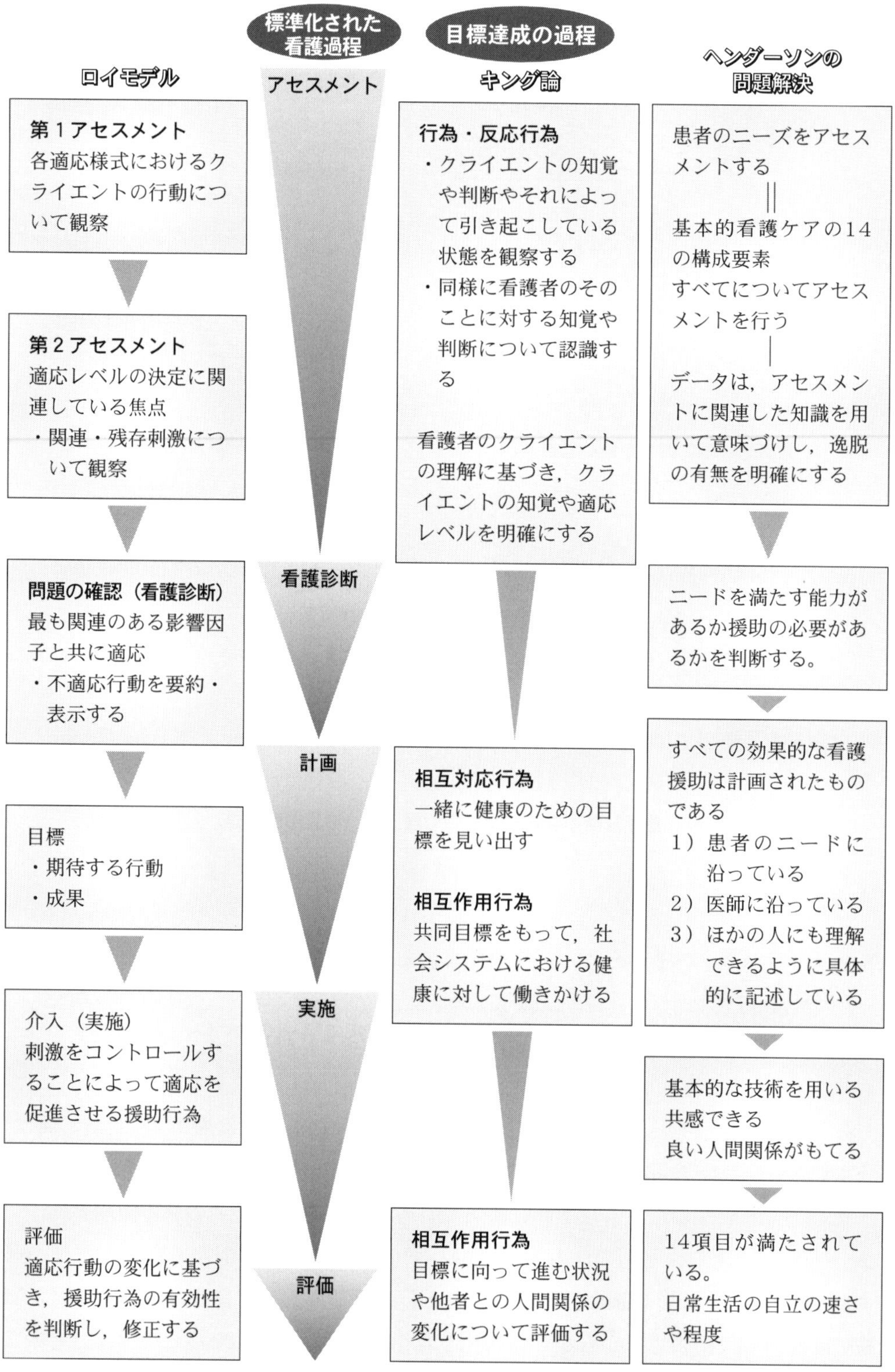

標準化された看護過程

目標達成の過程

ロイモデル

第1アセスメント
各適応様式におけるクライエントの行動について観察

第2アセスメント
適応レベルの決定に関連している焦点
・関連・残存刺激について観察

問題の確認（看護診断）
最も関連のある影響因子と共に適応
・不適応行動を要約・表示する

目標
・期待する行動
・成果

介入（実施）
刺激をコントロールすることによって適応を促進させる援助行為

評価
適応行動の変化に基づき，援助行為の有効性を判断し，修正する

アセスメント

看護診断

計画

実施

評価

キング論

行為・反応行為
・クライエントの知覚や判断やそれによって引き起こしている状態を観察する
・同様に看護者のそのことに対する知覚や判断について認識する

看護者のクライエントの理解に基づき，クライエントの知覚や適応レベルを明確にする

相互対応行為
一緒に健康のための目標を見い出す

相互作用行為
共同目標をもって，社会システムにおける健康に対して働きかける

相互作用行為
目標に向って進む状況や他者との人間関係の変化について評価する

ヘンダーソンの問題解決

患者のニーズをアセスメントする
||
基本的看護ケアの14の構成要素
すべてについてアセスメントを行う
|
データは，アセスメントに関連した知識を用いて意味づけし，逸脱の有無を明確にする

ニードを満たす能力があるか援助の必要があるかを判断する。

すべての効果的な看護援助は計画されたものである
1）患者のニードに沿っている
2）医師に沿っている
3）ほかの人にも理解できるように具体的に記述している

基本的な技術を用いる
共感できる
良い人間関係がもてる

14項目が満たされている。
日常生活の自立の速さや程度

図1－2　各理論家が推奨している看護過程の比較

したのです。言い換えれば，看護診断を抽出するためにアセスメントし，看護診断を軸にしてその成果および看護治療の立案があり，その成果を評価するといった一連の思考によって，看護実践を科学することが可能になったのです（**図１－１**〈P.7参照〉）。

3．この思考も看護過程！

一方，看護実践のために看護師が用いる看護過程には，厳密に言うとADLに対する観察と判断，および援助の実施と状態の評価といったものです。看護実践の中では，例えば患者の「頭痛」の訴えに対して，患者の病状や治療状況を加味しても特に問題がないと判断することがあります。また，その援助として，特に計画の立案もせずに「氷枕を提供する」といった実施をして，患者の頭痛がとれたかどうか判断します。この考えも，看護師が行う観察と判断・実施ですが，どちらかと言えばPOSという考え方もあります。しかしながら，このような状況では，ほかの看護師と連携して，継続すべき成果や看護計画の設定がされることはないでしょう。また，次のシフトの看護師にそのことを伝達することもないかもしれません。したがって，この記録に関しても，フローシートや体温表，あるいは経過記録などに「氷枕１個」と書くだけかもしれません。あるいは，「午後１時30分患者の訴えで，氷枕を提供する。体温は36.2℃」というように経時的に記載されるかもしれません。

さらに，よくある看護援助で，術後の運動制限からすべてのセルフケアの援助を要する患者に対して看護師が援助しますが，これらは看護診断のセルフケア不足と区別されるものです。したがって，「看護援助計画」として，すべてのセルフケア不足に対して，「全面介助，ただし患者のできるものは患者に，３月３日まで」といった看護援助内容と継続する期間を看護計画として記載することになるでしょう。このような看護援助に対する思考は看護実践では無数にあります。本書では，このような看護援助をADLケアと称して，看護診断に対する看護治療と区別しています（後の章で詳しく述べます）。しかし，これらの思考に基づいたこうした看護援助も看護者の確固たる役割です。

4．看護過程を支える思考：クリティカルシンキング

看護過程の基盤思考として考えられているのが，「クリティカルシンキング（Critical Thinking）」です。このクリティカルシンキング（批判的思考）については，さまざまな意見があります。ここでは，簡単に第３回日本看護診断学会の招聘講演者

Donna. J. Brauer博士の講演内容からHunter and Lopsらのモデル（図１－３）を紹介します。

このモデルは，図にあるように思考の要素を真髄に，推論能力，推論の形態，それから個人が持っているべき心理特性とこれらの結果として生じる判断の基準という構成概念で示されています。このモデルを看護過程に照らし合わせると，次のような考えになります。

つまり，「思考の要素」は，看護実践をする上での目的や疑問，論点，すなわち観察や情報分析，看護診断，成果や看護計画の立案，実施，評価などです。したがって，看護をする上で，このような目的や疑問があるからこそ，それらに起因して看護者のクリティカルシンキングが作動を開始するのです。

その時，この作動を正確でかつ鋭敏に推し進めるためになくてはならないのが，「推論の形態」や「推論の能力」「心理特性」です。前者の２つは，主に看護学を含む今までの学習から習得されるものです。一方，心理特性は，生育や社会背景，経験などから育成されるものです。もっと具体的に言えば，例えば，観察では，この情報は

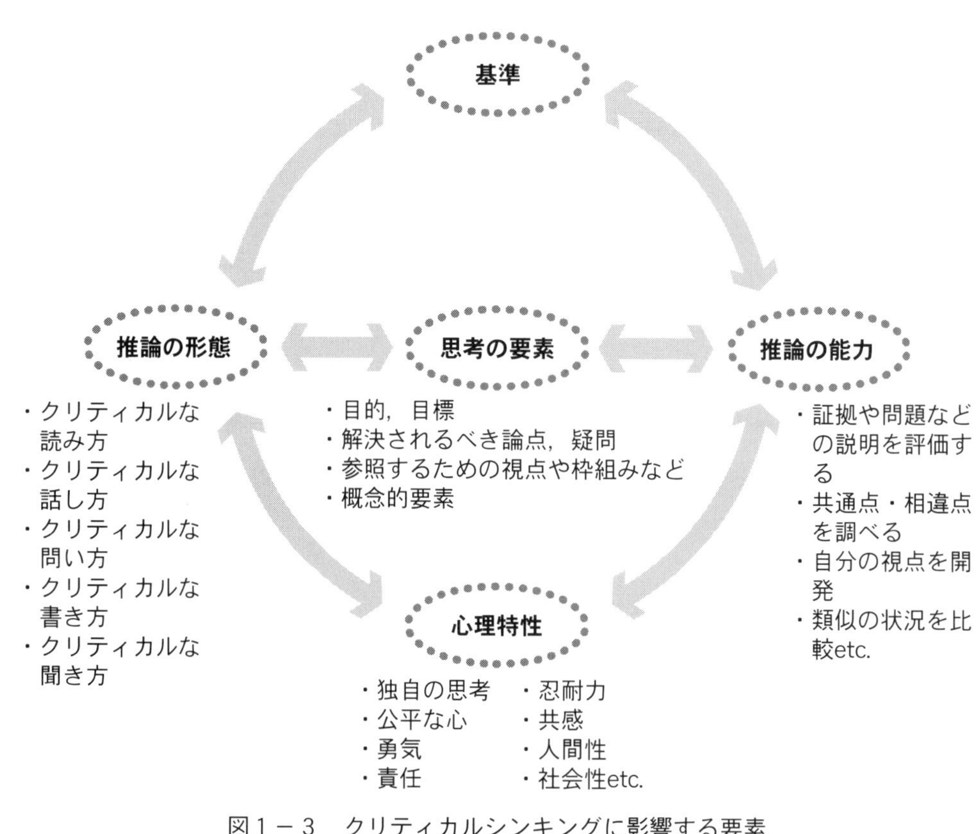

図１－３　クリティカルシンキングに影響する要素

Donnna.J.Brauer著，江川隆子訳：クリティカルシンキングと看護過程，看護診断，３（１），P.44，1998.を参考

看護診断のきっかけ（Cue）の情報か否か，あるいは，分析ではこのきっかけ情報の塊からどの看護診断が判断されるのか否か，また看護診断に対する看護ケアでは，「成果」が必要か，必要ならどのような「成果」を立案するのか，といった判断を看護過程で行わなくてはなりません。

そうした判断「基準」は，クリティカルシンキングのすべての要素と，それぞれの看護過程の段階に関する知識と看護学の説明理論（不安，危機，ストレス，保健信念といった理論），生理学や病態生理学といった医学的知識などの総合的な知識の活用によって想起すると考えられています。その結果，看護者が臨床判断，すなわち看護診断する，成果を立てる，計画を立てる，あるいは医療問題を判断するなどの，判断を下すことになります。そうした判断を助けるのがこのクリティカルシンキングであり，科学する思考です。ですから，看護者にとってこのクリティカルシンキングは，専門家として学習し，習得しておかなくてはならない思考の一つなのです。

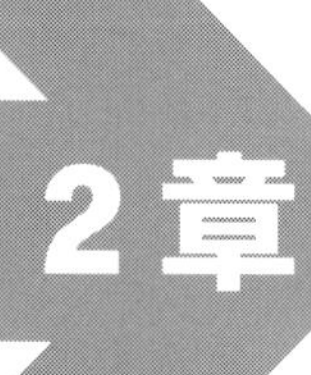

2章 看護の視点

専門家と呼ばれる人たちは，「その人の対象」をそれぞれの看護理論の世界で観察する視点を示しています。看護ではそれを「看護の視点，観察の枠組み」と言っていますが，この本では「看護の視点」と表現しています。この看護の視点とは何でしょうか。それは，看護学，つまり看護学のメタパラダイムであり，人間，健康，社会，看護概念や看護実践といった巨視的見方を基盤にしているものです。看護のパラダイムであるこれらの概念を初めに明文化したのは看護理論家たちです。**表1－1**はそれぞれの理論家が推奨している人間，健康，社会および看護実践の例です。

アメリカでは，すでに1950年代から看護をほかの学問と同じように科学として発展させるための努力がされてきました。そして，看護の独自性，役割の独自性を説明するために，看護理論や看護モデルが次々に発表されました。日本にもその多くの理論やモデルが翻訳されています。これらの理論やモデルの中には，看護の視点がそれぞれの理論やモデルを基盤にした時の看護の対象である「人間の健康」に対する視点が述べられています。この部分をわれわれは看護の視点と呼んでおり，看護診断を用いるまでは，これを基盤にして実践および教育で看護データベース（観察記録用紙）の枠組みや実習の観察用紙の枠組みに用いてきました。**表1－2**は，それぞれの理論家たちが推奨している看護の視点を示したものです。

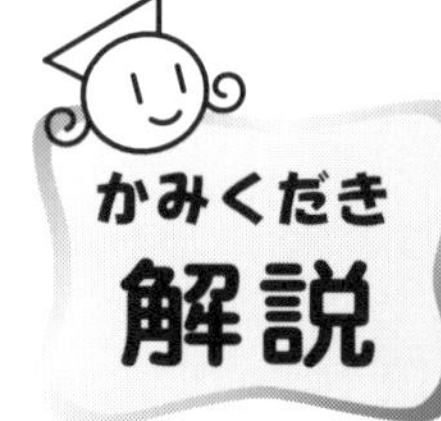

看護の視点

看護理論における人間観，つまりそれぞれの看護理論の真髄となるべき概念です。この視点は看護理論によって異なります。また，この視点は看護診断が登場するまで，臨床での看護観察のための視点として用いられていました（詳細は観察の章で述べます）。

表１－１　看護モデルの比較

項目	ナイチンゲール	ヘンダーソン	ロイ	ロジャース
人間観	健康であろうと病気であろうと，同じ法則に応答する自然の受動的媒介者	14の基本的活動をもつ全体的で完全な自立した存在－呼吸，飲食，排泄，運動と姿勢の維持，睡眠と休息，着衣と脱衣，体温保持，清潔，事故防止，コミュニケーション，信仰，仕事，遊び，学習	４つの適応様式において，適応を保つために働く認知器と調節器をもつ適応システム－生理的機能，自己概念，役割機能，相互依存	部分とは異なり，部分の知識では予測できないパターン，オーガニゼーション，特性，行動によって識別される１単位の，四次元の，これ以上小さくできないエネルギーの場
看護の目標	人間に働きかける自然に対して，人間を最良の状態におく	完全さ，全体性または自立を患者に確保するための体力，意思ないし知識の欠けているものを補う	４つの適応様式の各々で適応を促進する。それによってその人の健康，生活の質，威厳あるいは死に寄与する	人間の最大可能性を実現するために，人と環境の調和を促し，人間の場の結合と保全を強め，人間の型どりを指導したり向け直す
健康	特に疾病がないというだけでなく，生活とその人のもつすべての力の状態		統合的全人であり，また統合的全人になる状態やその過程	最高の生命可能性を相互に高め，また示しているエネルギー交換のリズミカルなパターン
環境	空気，光，温かさ，清潔，静けさ，食事などの衛生に影響する要因		人や集団を取り囲み，その発達や行動に影響している条件，状態，影響のすべて	パターンとオーガニゼーションによって識別され，人間の場の外にあるすべてを取り囲んでいる四次元の，これ以上小さくできないエネルギーの場
看護活動	生命，健康，疾病の法則を認識する。注意深い看護婦は絶えず病人を見守っている。その人の生きる力を維持するために環境因子を適切に利用させる	患者を知り（アセスメント），患者の欠けているものを確認し（診断）し，この欠けているものを満たす援助を（介入）し，そして成果を評価する（評価）	行動と適応レベルに影響する因子を査定し，焦点関連，残存刺激を管理することによって介入する	実践を導く広い原理で，間違いのないやり方の活動に戻す

松木光子監訳：ロイ看護論，P.8，メヂカルフレンド社，1982.

表１－２　理論家たちの看護の視点

ロイ	ヘンダーソン	オレム
１．生理的様式 酸素 栄養 排泄 活動と休息 皮膚の保全 感覚 体液と電解質 脳神経機能 内分泌機能	１．正常な呼吸 ２．適切な水分摂取 ３．適切な食事摂取 ４．適切な排泄 ５．適切な姿勢・活動 ６．休息と睡眠 ７．衣類の選択 ８．体温調節 ９．清潔と皮膚の保護 10．個人の安全，他人への障害防止	〔普遍的セルフケア要件〕 １．十分な空気摂取を維持すること。 ２．十分な水分摂取を維持すること。 ３．十分な食物摂取を維持すること。 ４．排泄過程および排泄に関連したケアを提供すること。 ５．活動と休息のバランスを維持すること。 ６．孤独と社会的相互作用のバランスを維持すること。 ７．人間の生命，機能，安寧に対する危険を予防すること。 ８．人間の潜在能力，既知の人間的制限，および正常でありたいという願望に従って，諸社会集団内での人間の機能と発達を促進すること。正常とは，本質的に人間的であるという意味合いで，また個人の遺伝的・体質的特性と才能に調和しているという意味合いで用いられる。
２．相互依存	11．適切なコミュニケーション	〔発達的セルフケア要件〕 １．生命過程を維持し，発達過程を助長する生活状況を引き起こしたり，維持すること。 ２．人間の発達を阻害する，有害な影響が生じるのを予防する，あるいはそういった影響を和らげたり，克服したりする。
３．自己概念様式 ４．役割機能様式	12．生産性，達成感のある仕事を持っている 信仰に基づいた礼拝 13．レクリエーションへの参加 学習，好奇心の充足 14．信仰に基づいた礼拝	〔健康逸脱に対するセルフケア要件〕 １．特別な物理的・生物的エージェント，もしくは人間の病理的事象や状態に関連した環境上の諸条件にさらされた場合に，あるいは，人間の病理を生み出したり，それに関連することが知らされている遺伝的・生物学的・神学的諸条件の証拠が存在する場合に，適切な医療援助を求め，確保すること。 ２．発達における影響を含みつつ，病理学的諸状態の影響と結果を自覚し，かつ注意を払うこと。 ３．特別な病理学的タイプの予防，病理それ自体，人間の統合的機能の規制，欠陥もしくは異常の修正，あるいは障害の代償に対し，医学的に指示された，診断，治療，およびリハビリテーションの諸方策を効果的に実施すること。 ４．発達における影響を含みつつ，医師により遂行，もしくは指示された医療ケアの諸方策の不快な点もしくは有害な影響を自覚し，注意を払うこと，あるいは規制すること。 ５．自分自身が特殊な健康状態にあり，特別なヘルスケアの形態を必要としていることで，自己概念（および自己像）を修正すること。

江川隆子：事例で学ぶ看護過程，Ｐ10，照林社，1996.，Orem D. E.著，小野寺杜紀訳：オレム看護論，第２版，医学書院，1988.を改編

1．看護の視点の実践への活用

周知のようにこの看護の視点は，看護理論やモデルにおける理論家の人間観を指しています。したがって，患者をある看護理論を用いて観察するということは，この看護の視点を用いて観察するということです。しかしながら，その看護理論やモデルでは，それぞれの看護の視点で見出すべき「看護現象（または看護診断）」を示していません。言い換えれば看護の視点と看護とは何かの概要だけですので，観察の中身，見つけるべきADLケアや看護診断は，それぞれの看護師の力量にゆだねられることになっています。ですから，実践用に看護データベース（看護観察記録・アセスメントツール）を作成しようとすると，**図1－4**のようになります。つまり，これはヘンダーソンの看護理論の看護視点の一部分を用いて，それを作ろうとしたものですが，観察項目や質問事項が，作成者によって違ってしまうことです。言い換えれば，視点と看護問題・観察内容において論理的な関連および組織化が可能でないということです。

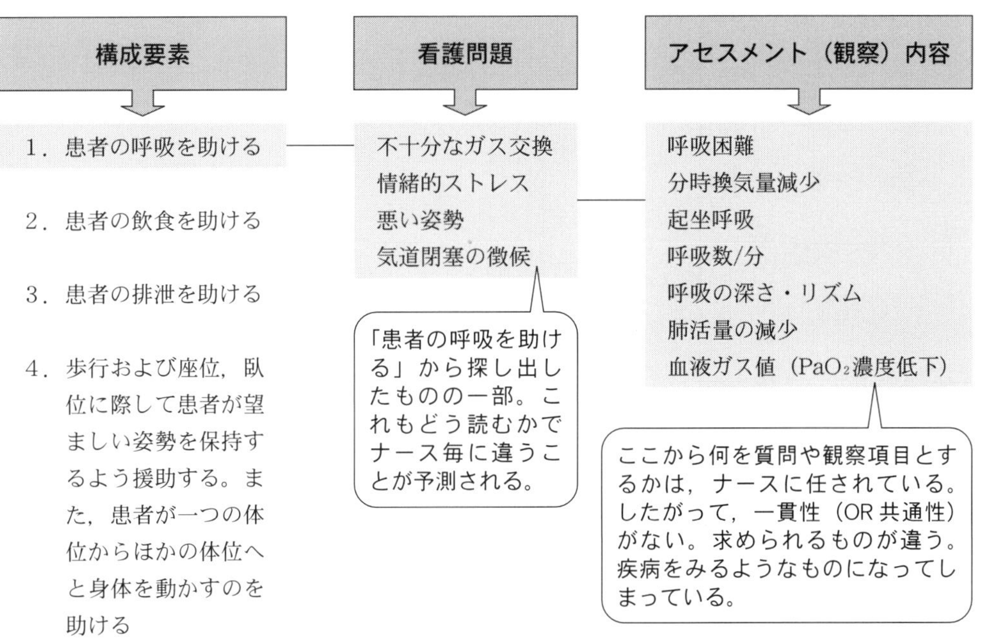

図1－4　ヴァージニア・ヘンダーソンの看護視点と観察内容

江川隆子：看護診断分類のタクソノミーⅡは看護の体系を反映する，月刊ナーシング，23（7），P.50，2003.を改編

2．看護診断と看護アセスメント

一方，看護診断に基づいた看護データベースであればどうなるのでしょうか。**図1－5**は，看護診断に基づいた枠組みを紹介しています。中央の2つは，看護診断を看護学に基づいて分類したタクソノミⅠとⅡです。左右のものは，看護診断を臨床的知見で分類したもので，機能的健康パターンと松木の生活行動様式です。これらはいずれも，看護診断を分類する目的で作られたものです。したがって，看護理論で推奨している「人間観」と類似していますが，同意語で用いることは危険です。

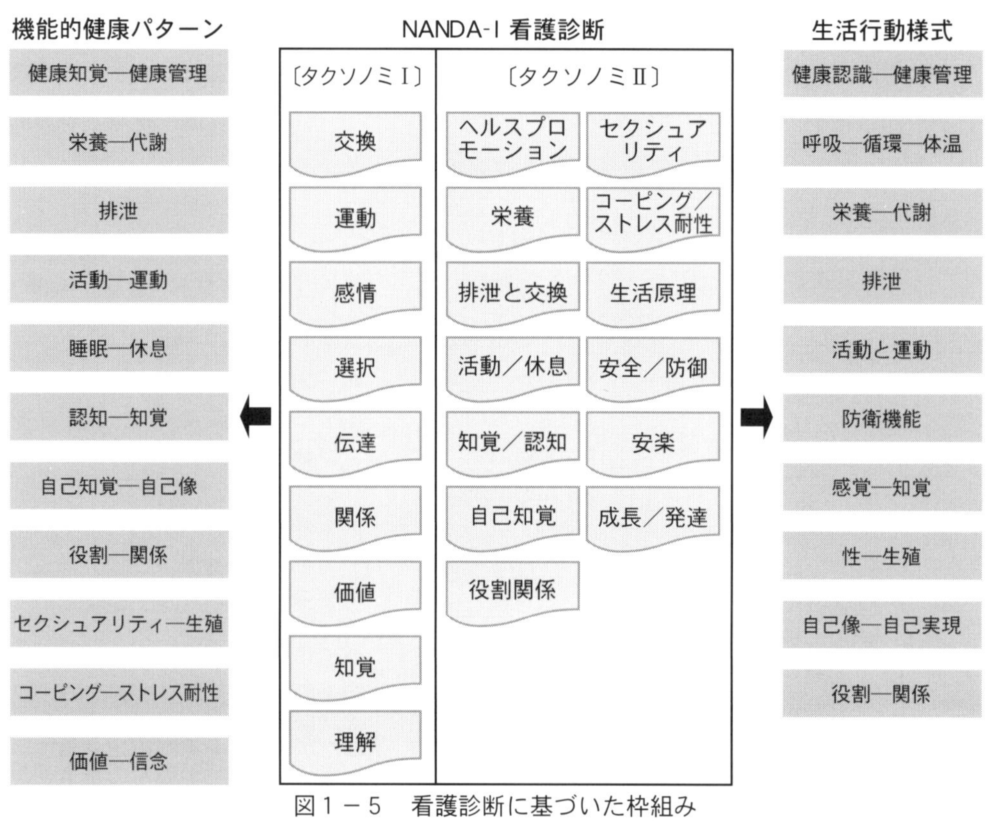

図1－5　看護診断に基づいた枠組み

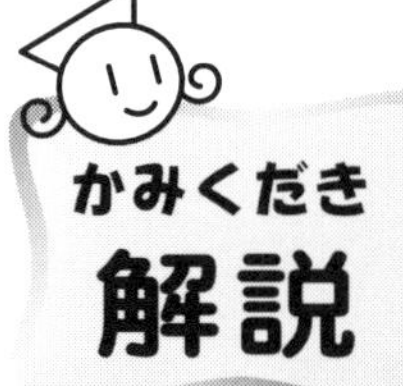

NANDA-Ⅰの看護診断モデル

NANDA-Ⅰ（NANDA-International）の看護診断モデルの看護の視点は「看護診断分類Ⅱ 13領域（ドメイン）」です。
M.ゴードンが推奨している機能的健康パターンも看護診断概念モデルを基礎にしたものです。

言い換えれば，看護理論は，その理論の世界での人間観を基に看護的な患者の見方（看護の視点）を構築しましたが，求めるべき看護診断を作ってきませんでした。一方，看護診断の推奨者であるNANDA-International（NANDA-I）は，看護診断とそれを収める器の両方を論理的に抽出，構築してきました。ゴードン女史と松木女史は，この看護診断を臨床的な枠に分類し，臨床で使うことを試みたのです。つまり，同じ症状あるいは類似した症状を持つ看護診断を臨床的な枠に分類したのです。

したがって，例えば，ゴードン女史の推奨する機能的健康パターンを用いて，**図１－６**にあるような看護データベースを作ろうとする場合，看護理論の看護の視点を用いて作る場合と比較すると，作成者によって違いは最小限にとどめられることになります。それは，具体的な観察項目や質問事項は，それぞれの看護診断の診断指標や関連因子に基づくためです。ですから，万が一起こるとされる作成者間の違いは，病院によってクラスターに分類されている看護診断のすべてを使用するか，あるいは選択された看護診断のどの診断指標を選択して質問項目や観察事項にするかによるものでしょう。しかしながら，あくまでもこれらの観察や質問項目から導かれる患者の情報は，看護診断の一部分の状態（診断指標です）です。ですから，そのきっかけの情報から，芋づる式に患者の状態を引き出していくことになります。ということで，結果的には項目として挙げなかったその他の看護診断指標も患者から拾い出すということになるのです。つまり，看護診断を基礎にした看護データベースを用いると，どの看護師もある看護診断の診断指標を高確率で導くことができるというものです。

本書の看護過程で用いる看護の観察視点（看護の視点？）は，**表１－３**に示したM. ゴードンが推奨している機能的健康パターンとそれに分類された看護診断を用いています。この表で示している主観および客観データは，各パターンの定義から出された観察項目であって，各々の看護診断の診断指標から出してきたものではありません。一方，Part 2で提示する看護データベースでは，クラスターごとに示されてい

看護診断概念モデルの看護過程

この診断概念モデルでは，ほかの看護理論やモデルが示しているような看護過程を明示していません。そこで，現在，看護の思考となっている，「看護過程」を用いています。

クラスター

クラスターとは観察において同じ，あるいは関連領域のデータを集めるための入れ物のことです。言い換えれば，看護の視点はこの入れ物を明示したものです。

ゴードンの機能的健康パターンは11のクラスターを有しています。

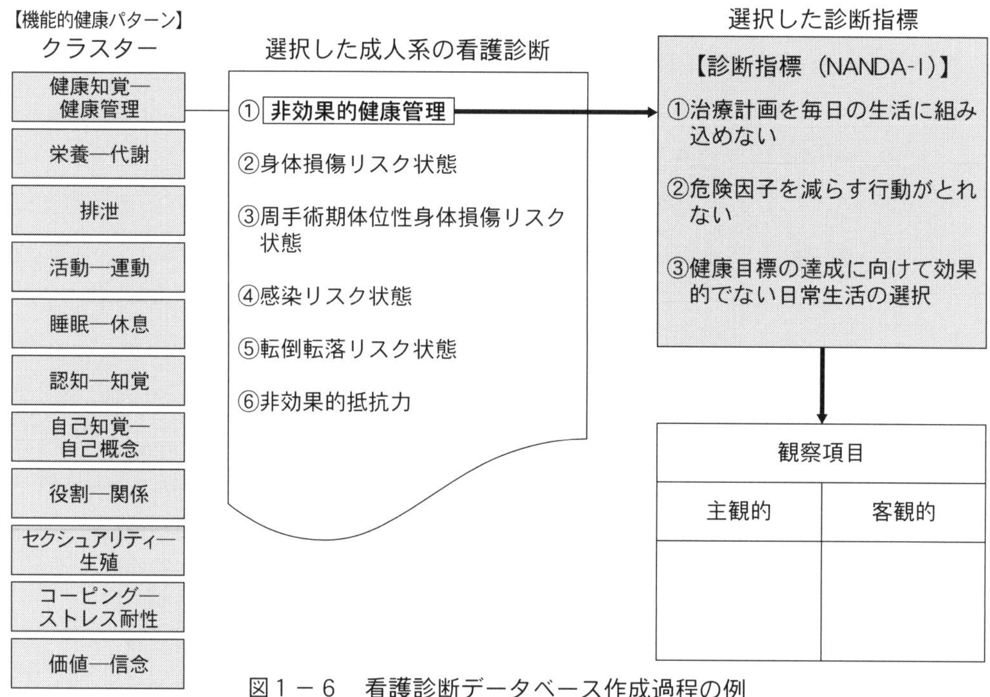

図1－6　看護診断データベース作成過程の例

る観察および質問項目は，看護診断指標と連動させているものです[1)]。

具体的に説明を加えると，**表1－3**は，ゴードンの機能的健康パターンの定義（パターンの定義）に基づいて，看護診断（NANDA-I）を分類したものです。したがって，表中で示されている客観・主観のデータの具体例は，看護診断の診断指標やリスク因子，あるいは関連因子に基づいたものではありません。すなわち，健康機能パターンごとの定義の概説に基づいたアセスメント（観察）項目です。しかし，中には，例えば，「栄養／代謝パターン」での「通常の食事摂取について，通常の水分摂取について，また客観データでは，皮膚，骨の突起，口腔粘膜，体重」など，看護診断の指標なども含まれています。

では，**表1－3**で示されている客観・主観データにはどのような意味があるのでしょうか。これらの情報は，それぞれのパターンを理解する上でより重要です。同時に，看護が必要とする患者の情報について初めて学習する学生に教授する上で，少し役に立つものです。一方，看護師が看護診断（看護を必要とする患者の健康上の問題）を導くためには，看護診断指標や関連因子，リスク因子をアセスメントすることが重要であり，より効率的で重要な情報を収集できる方法であると考えます。つまり，ある看護診断があるか否かを探るための患者のアセスメントは，外郭からアセスメント（例えば，**表1－3**の主観・客観データのような内容）を始めるより，核心（診断指標やリスク因子，関連因子）である情報を収集していくことがより専門的であり，これにより，より効率的で，組織的，系統的なアセスメントが可能になります。

表１－３　ゴードンの機能的健康パターンに基づくデータのガイドと看護診断

	健康パターンの範囲	各枠の定義を反映したアセスメント内容の例		看護診断
		主観情報	客観情報	
健康知覚―健康管理パターン	1．健康状態の認識 2．健康／疾病，身体的障害の管理 3．健康上の目標，見込み 患者が認識している健康と安寧のパターン，および健康をいかに管理しているかを記述すること。患者の健康状態とそれに関連した現在の活動状況，および将来の計画に関する認識を含む。さらに，患者の健康上の危機管理と一般的ヘルスケア行動（例えば，医学的処置もしくは看護的処置，継続ケア）も含む。	・入院前の健康状態はどうだったか ・健康を維持するために気をつけていることは何か。それらは健康にとって重要なことだと思っているか（適切なら，民間療法や家庭療法のようなことも含む） ・医療者から指導を受けた経験があるか，ある場合はその内容 ・医師や看護師が指示した治療や指示を守ることは困難であったか ・病気についてどのように認識しているか ・病気の原因や誘因についてどのように考えているか ・入院についてどのように認識しているか ・医師やナースに対する期待・要望 ・乳がんの自己検診はしているか ・喫煙の有無，薬の服用の有無 ・今まで飲酒による問題はあったか	体格 外観 治療方針 病棟内での日常生活管理 自己管理のために必要な技術的能力の評価 血液型，感染症，アレルギー p（脈拍）　R（呼吸） T（体温） （口腔，腋下，直腸） Bp（血圧） 座位R（右）／L（左） 立位R（右）／L（左）	非効果的健康維持行動 非効果的健康自主管理 健康自主管理促進準備状態 非効果的家族健康自主管理 手術部位感染リスク状態 感染リスク状態 損傷リスク状態 周術期体位性損傷リスク状態 窒息リスク状態 中毒リスク状態 汚染 汚染リスク状態 リスク傾斜健康行動 身体外傷リスク状態 血管外傷リスク状態 出血リスク状態 小児転倒転落リスク状態 成人転倒転落リスク状態 コミュニティヘルス不足 ドライアイリスク状態 熱傷凍傷リスク状態 角膜損傷リスク状態 尿路損傷リスク状態 ヘルスリテラシー促進準備状態 逃走企図リスク状態 非効果的ドライアイ自主管理 労働災害リスク状態
栄養―代謝パターン	1．摂取 （食物／水分：基礎食品群） 2．代謝 3．組織への栄養素供給 代謝のニードに関連する食物・水分の消費パターン，およびパターンの指標となる局所的栄養状態について記述すること。毎日の食事回数，消費する食物や水分の種類と量，特定の食物の好み，栄養剤やビタミン剤の使用など，患者の食物と水分の消費パターンを含む。母乳栄養および乳児摂取パターンを記述すること。あらゆる皮膚病変や一般的な治癒力に関する報告を含む。皮膚，毛髪，爪，粘膜および歯の状態，さらに体温，身長，体重の測定を含む。	・入院前の食事時間，回数，内容，間食 ・水分／食物の摂取量 ・偏食の有無，嗜好品，常用薬 ・嚥下障害の有無 ・嘔気／嘔吐の有無 ・最近の体重の変化（体重減少・増加） ・食欲の有無 ・食事制限の有無 ・順調に回復しているか ・皮膚について：皮膚の病変はないか，乾燥はないか ・歯に問題はないか	栄養状態：TP，Alb，Hb，肥満度，病院での食事摂取状況，間食の有無 水分摂取：消化，吸収能力 体温 静脈内点滴，ドレーン，吸引 止血機能，肝機能 Wt（体重）の変化 肝臓：肝濁音の大きさ（肝臓のサイズ） 腫瘤の触知 肝臓の触知，脾臓の触知 皮膚：色調，傷・病変，きめ，温度，水分，弾力性とつや 頭髪：色調，量，性状，頭皮の外傷・病変，乾燥 爪：色調，形，状態，性質，やわらかさ 口腔粘膜：（色，湿性，外傷） 歯の本数，状態，病変，義歯の有無，歯肉の状態，舌の状態	栄養摂取促進準備状態 栄養摂取バランス異常：必要量以下 肝機能障害リスク状態　肥満 血糖不安定リスク状態　過体重 嚥下障害　過体重リスク状態 非効果的乳児吸啜嚥下反応 体液量過剰　体液量不足　体液量不足リスク状態 体液量バランス異常リスク状態 電解質バランス異常リスク状態 非効果的母乳栄養　母乳栄養中断 口腔粘膜統合性障害　誤嚥リスク状態 歯列障害　組織統合性障害 組織統合性障害リスク状態 皮膚統合性障害　皮膚統合性障害リスク状態 ラテックスアレルギー反応リスク状態 高体温　低体温　低体温リスク状態 非効果的体温調節　悪心 口腔粘膜統合性障害リスク状態 母乳分泌不足　周術期低体温リスク状態 母乳栄養促進準備状態　新生児高ビリルビン血症 新生児リスク状態 ヨード造影剤有害反応リスク状態 アレルギー反応リスク状態 高齢者虚弱シンドローム 高齢者虚弱シンドロームリスク状態 非効果的リンパ浮腫自主管理 非効果的リンパ浮腫自主管理リスク状態 非効果的青年食生活動態 非効果的小児食生活動態 非効果的乳児食生活動態 メタボリックシンドロームリスク状態 口腔乾燥リスク状態　成人褥瘡 成人褥瘡リスク状態　小児褥瘡 小児褥瘡リスク状態　乳児褥瘡 乳児褥瘡リスク状態　新生児低体温 新生児低体温リスク状態 非効果的体温調節リスク状態

（注）表１－３での「☒」部分の主観的情報・客観的情報に記載している質問は，それぞれのパターンにおける定義から導かれたものである。必ずしも，看護診断の指標・関連因子に基づいたものではない。

表１－３の続き

	健康パターンの範囲	各枠の定義を反映したアセスメント内容の例		看護診断
		主観情報	客観情報	
排泄パターン	１．腸機能 ２．膀胱機能 ３．皮膚機能（発汗など） 排泄機能（腸，膀胱，皮膚）のパターンを記述すること。患者が知覚している排出機能の規則性，排便のための定例行為や緩下薬の使用，排便時間のパターンのあらゆる変化や混乱，排出のしかた，性状や量を含む。さらに，排出をコントロールするために用いられるすべての器具を含む。	・家庭での便通のパターン（回数，性状） ・家庭での排尿のパターン（回数，性状） ・過剰な発汗の有無 ・におい ・排便時の苦痛の有無 ・緩下剤の使用の有無	便通・排尿のパターン（回数，性状） 腎機能：BUN，Cr，Ccr 水分バランス 排泄時の不快感の有無 腹部 輪郭，病変，臍部の状態，皮膚線，血管，腸蠕動音 直腸 病変，圧痛	腹圧性尿失禁 切迫性尿失禁 切迫性尿失禁リスク状態 機能障害性尿失禁 尿閉　慢性機能性便秘 排尿障害　慢性機能性便秘リスク状態 下痢 便秘 便秘リスク状態 知覚的便秘 消化管運動機能障害 消化管運動機能障害リスク状態 混合性尿失禁 尿閉リスク状態 排便抑制障害
活動―運動パターン	１．運動／エネルギー ２．日常的活動 ３．レジャー／レクリエーション／活動 ４．呼吸／循環 運動，活動，レジャーおよびレクリエーションのパターンを記述すること。衛生，料理，買い物，食事，仕事および家事のようなエネルギー消費を必要とする日常生活活動を含む。さらに，スポーツを含む運動の種類，量について，患者の典型的なパターンを記述する。患者にとって望ましい，もしくは期待されるパターンを阻害する要因（神経筋の欠損および代償，呼吸困難，狭心症，もしくは運動時のこむらがえり，および該当する場合には心臓／肺機能）が含まれる。レジャー・パターンも含まれ，さらに個人もしくは集団で患者がレクリエーションとして行う活動についても記述する。患者にとって特に重要な，あるいは意義のある活動に重点を置く。	・必要な活動に十分な体力があるか ・家庭での運動のパターン，種類，習慣性 ・活動時の自覚症状 ・運動のために時間を割いているか ・余暇の活動状況 ・家庭でのセルフケアの状態 （自分自身でどの程度こなせると思うか） ・食事 ・調理 ・整容（身づくろい） ・ベッド上の移動 ・入浴 ・家事 ・一般的な移動 ・更衣 ・排泄 ・買い物 機能レベル レベル０：完全に自立 レベル１：器具または装具の使用が必要 レベル２：他者の援助，監視が必要 レベル３：他者の援助，監視と器具または装具が必要 レベル４：全面的に依存，活動に参加しない	歩行，姿勢，義肢，補助装具，セルフケアの客観的評価 ・食物摂取　・更衣 ・家事　・入浴 ・身づくろい　・寝返り ・排泄　・一般的可動性 動作前後のバイタルサイン，自覚症状の変化 （血圧，脈拍，呼吸状態） 心機能検査：心エコー所見，心電図所見，心肥大 呼吸機能検査：スパイロ，血圧ガス所見，レントゲン所見 活動・運動パターンに関係する検査データ **〈筋骨格〉** 歩行状態，姿勢，四肢の腫脹，対称性，ROM（関節可動域），関節の軋音，筋緊張，筋力 **〈呼吸器〉** 胸郭の形：対称性，横隔膜の位置，努力呼吸（呼吸補助筋の使用，口すぼめ呼吸，鼻翼呼吸），胸郭の拡張：左右差，咳：湿性／乾性，痰：色調，量，性状，呼吸音，酸素療法（濃度，器具） **〈循環器〉** 活動や治療，状況による血圧の変化，ペースメーカー（刺激回数・モード） 心拍数・リズム，皮膚温，色調，毛細血管再充満時間，ばち指，浮腫，頸静脈圧，拍動PMI（最大拍動点），S１　S２　S３　S４　心雑音，末梢循環 拍動：頸動脈，橈骨動脈，尺骨動脈，上腕動脈，膝下動脈，大腿動脈，足背動脈，後頸骨動脈，ブリュイ（血管雑音）	非効果的家事家政行動　ガス交換障害 移乗能力障害　床上可動性障害 車椅子可動性障害　身体可動性障害 気分転換活動不足　術後回復遅延 セルフケア促進準備状態 摂食セルフケア不足　坐位障害 入浴セルフケア不足　立位障害 更衣セルフケア不足 排泄セルフケア不足 不使用性シンドロームリスク状態 坐位中心ライフスタイル 歩行障害 活動耐性低下　活動耐性低下リスク状態 自発換気障害　非効果的呼吸パターン 成人人工換気離脱困難反応 心拍出量減少 心臓組織灌流減少リスク状態 非効果的脳組織灌流リスク状態 非効果的末梢組織灌流 徘徊 乳児行動統合障害 乳児行動統合障害リスク状態 乳児行動統合促進準備状態 自律神経過反射 自律神経過反射リスク状態 非効果的気道浄化 乳児突然死リスク状態 末梢性神経血管機能障害リスク状態 小児発達遅延リスク状態 ショックリスク状態 非効果的末梢組織灌流リスク状態 セルフネグレクト 心拍出量減少リスク状態 術後回復遅延リスク状態 気分転換活動参加減少 運動習慣促進準備状態 非効果的家事家政行動リスク状態 家事家政行動促進準備状態 非効果的防御力 倦怠感 エネルギーフィールドバランス異常 心血管機能障害リスク状態 血圧不安定リスク状態 血栓症リスク状態 小児発達遅延 乳児発達遅延 乳児発達遅延リスク状態

（注）表１－３での「⊠」部分の主観的情報・客観的情報に記載している質問は，それぞれのパターンにおける定義から導かれたものである。必ずしも，看護診断の指標・関連因子に基づいたものではない。

表１－３の続き

	健康パターンの範囲	各枠の定義を反映したアセスメント内容の例		看護診断
		主観情報	客観情報	
睡眠―休息パターン	1．睡眠 2．休息／リラクゼーション 睡眠，休息，リラクゼーションのパターンを記述すること。1日24時間の睡眠と休息／リラクゼーション時間のパターンを含む。患者の知覚している睡眠・休息の質と量，およびエネルギー・レベルを含む。また，患者が使用している薬物や夜間の定例的行為などの入眠を助けるための手段も含まれる。	・家庭での睡眠時間，時間帯 ・寝つきの時間 ・眠りの深さ ・寝るためになにかの助けをかりるか ・夢をよくみるか ・うなされることがよくあるか ・朝早く眼がさめるか ・休息／リラクゼーションのための時間はとれているか	入院中の睡眠時間，時間帯 外観 欠伸(あくび) いらつき 注意・集中力の欠如	不眠 睡眠剝奪 睡眠促進準備状態 睡眠パターン混乱
認知―知覚パターン	1．感覚・知覚機能 2．疼痛 3．認知機能 感覚―知覚，および認識パターンを記述すること。視覚，聴覚，味覚，触覚あるいは嗅覚などの感覚様式の適切さ，およびその障害に対して用いられる代償器官や人工装具も含む。疼痛知覚およびいかに疼痛が管理されているかについての報告も含まれる。さらに言語，記憶および意思決定などの認知機能的能力が含まれる。	・視力低下の有無，眼鏡の有無 ・視力検査をしたのはいつか ・難聴の有無，補助具の使用の有無 日常生活においてどの程度の影響がみられたか ・記憶力の低下など変化があるか ・意思決定するのは容易か困難か ・知識を得るのに一番簡単な方法は ・勉強したり知識を得ることは苦手か ・痛みの有無，部位 ・痛い時にどのようにしていたか ・理解力 ・痴呆の程度	視力・聴力や理解力などによる入院生活の中での影響 視力：右(OD)／左(OS)／両眼（OU）視野 眼球運動（EOMs）：対光反射 眼底鏡検査：光の赤色反射，視神経乳頭，黄斑 動脈・静脈 聴力：ウェーバー試験，リンネ試験 外耳道の状態 鼓膜の状態 感覚：表在感覚　深部感覚　二点識別 脳神経 Ⅰ．嗅神経 Ⅱ．視神経 Ⅳ．三叉神経 ⅢⅣⅥ．動眼神経，滑車神経 外転神経 Ⅶ．顔面神経 Ⅷ．聴神経 行動：言語，語らい，気分・情動，思考過程 見当識：人，時間，場所 注意力，情報処理能力，語い能力 抽象思考，推論，判断 感覚の知覚と協応性	半側無視 記憶障害 急性混乱 慢性疼痛シンドローム 急性混乱リスク状態 慢性混乱 知識不足 知識獲得促進準備状態 意思決定葛藤 意思決定促進準備状態 安楽促進準備状態 急性疼痛 慢性疼痛 非効果的行動計画 安楽障害 非効果的衝動コントロール 非効果的行動計画リスク状態 不安定性情動コントロール 解放的意思決定障害 解放的意思決定促進準備状態 解放的意思決定障害リスク状態 分娩陣痛 思考過程混乱

(注) 表１－３での「⊠」部分の主観的情報・客観的情報に記載している質問は，それぞれのパターンにおける定義から導かれたものである。必ずしも，看護診断の指標・関連因子に基づいたものではない。

表１－３の続き

	健康パターンの範囲	各枠の定義を反映したアセスメント内容の例 主観情報	各枠の定義を反映したアセスメント内容の例 客観情報	看護診断
自己知覚―自己概念パターン	1．自己知覚 2．自己に対する感覚 自己概念パターンと自己に対する知覚を記述すること。患者の自分自身に対する態度，能力（認知的，感情的，身体的）の知覚，ボディイメージ，アイデンティティ，一般的価値観，および一般的な情動パターンを含む。姿勢と動作のパターン，アイコンタクト，声の調子および話し方のパターンも含まれる。	・自分についてどのように思っているか ・自分のことを気に入っているか ・将来の自分の生活をどのように描いているか ・自分自身の身体や自分ができる事柄に何か変化があるか。それは自分自身にとって悩みの種か否か ・病気になってから，自分自身や自分の体について感じ方が変わったか ・何かについてよく怒ったり，悩んだり，恐れることがあるか ・不安に思うことがあるか ・自分の助けとなるものはなにか ・自分自身の性格をどのように思っているか	いらいら感の有無 いろいろなことに対して怒りやすくないか 気分が沈みがちか 何が支えとなっているか 身体の姿勢 視線，表情 神経質かリラックスしているか 性格	孤独感リスク状態 自己概念促進準備状態 自己同一性混乱 絶望感 人間の尊厳毀損リスク状態 無力感 無力感リスク状態 パワー促進準備状態 自尊感情慢性的低下 自尊感情状況的低下 自尊感情状況的低下リスク状態 ボディイメージ混乱 恐怖 不安 死の不安 自尊感情慢性的低下リスク状態 自己同一性混乱リスク状態 対自己暴力リスク状態 希望促進準備状態 乳頭・乳輪複合性損傷 乳頭・乳輪複合性損傷リスク状態
役割―関係パターン	1．家族の役割・責任 2．職業上の役割・責任 3．社会的役割・責任 役割参加と関係のパターンを記述すること。患者の現在の生活状況における主要な役割と責任の知覚を含む。これらの役割に関連した家族，仕事，もしくは社会的関係における満足や混乱，およびこれらの役割に関連した責任も含まれる。	・住居 ・家族構成 患者が対処するのに家族の問題があるか否か ・家族の患者への協力体制 ・普段，家庭ではどのようにして問題を解決しているか ・家族やほかの人は患者の病気や入院についてどのように思っているか ・家族の中での患者の役割と入院による影響 親しい友人の有無，地域住民とのかかわり ・仕事や子どもに対する意識 ・職場（学校）ではうまくいっているか ・経済的問題の有無 ・近隣関係	家族の患者への対応 家族の面会，面会時間の長さ 家族構成，家族歴 家族の患者の病気，入院に対する理解 家族や周囲の人との関係，主体的か受け身的か 職業	言語的コミュニケーション障害 コミュニケーション促進準備状態 介護者役割緊張 介護者役割緊張リスク状態 ペアレンティング障害 ペアレンティング障害リスク状態 ペアレンティング促進準備状態 愛着障害リスク状態 家族機能中断 家族機能障害 家族機能促進準備状態 社会的相互作用障害 親役割葛藤 非効果的役割遂行 悲嘆不適応 悲嘆不適応リスク状態 対他者暴力リスク状態 社会的孤立 非効果的パートナーシップ 非効果的パートナーシップリスク状態 パートナーシップ促進準備状態 対自己暴力リスク状態 慢性悲哀 家族アイデンティティ混乱シンドローム 家族アイデンティティ混乱シンドロームリスク状態 悲嘆促進準備状態

（注）表１－３での「⨯」部分の主観的情報・客観的情報に記載している質問は，それぞれのパターンにおける定義から導かれたものである。必ずしも，看護診断の指標・関連因子に基づいたものではない。

表1－3の続き

	健康パターンの範囲	各枠の定義を反映したアセスメント内容の例		看護診断
		主観情報	客観情報	
セクシュアリティ―生殖パターン	1．生殖歴・生殖段階 2．性に対する満足・不満足 性パターンにおける患者の満足・不満足を記述し，生殖パターンについて記述すること。患者が知覚する性についての満足や混乱を含む。さらに女性の生殖段階，閉経前または閉経後，およびあると思いこんでいるすべての問題が含まれる。	・生理中の問題の有無 ・初潮の時期 ・最終月経 ・経産回数 ・経妊回数 ・性的関係における変化や問題 ・避妊薬，避妊具の使用 ・乳房の自己診察，いつ行ったか	〈乳房〉 形，対象性，乳頭，分泌物，腫瘤，リンパ節	性機能障害 非効果的セクシュアリティパターン レイプ―心的外傷シンドローム 出産育児行動促進準備状態 母親／胎児二者関係混乱リスク状態 非効果的出産育児行動 非効果的出産育児行動リスク状態 女性器切除リスク状態
コーピング―ストレス耐性パターン	1．コーピングメカニズム 2．コーピングの効果 3．ストレスに対する耐性 一般的コーピングパターン，およびストレス耐性という点からパターンの効果について記述すること。患者の自己統合性への挑戦に抵抗する予備力または能力，ストレスへの対処法，家族もしくは他のサポートシステム，および状況をコントロールし管理するための知覚された能力を含む。	・緊張する頻度，緊張した時，何か助けになるものはあるか否か，医師や薬，アルコールの使用の有無 ・この1，2年のうちで生活での大きな変化 生活上の問題に対してどのように対処しているか ・精神的，物的サポートとなる人の存在 人生の中で大きな問題が生じた場合，どのように対処するか ・自分が行った対処方法は有効であったか	問題に対する対処行動 ストレス対応行動パターン コーピングの資源（行動的，心理的）	心的外傷後シンドローム 心的外傷後シンドロームリスク状態 非効果的コーピング コーピング促進準備状態 防衛的コーピング 家族コーピング機能低下 家族コーピング機能停止 家族コーピング促進準備状態 非効果的コミュニティコーピング コミュニティコーピング促進準備状態 非効果的否認 ストレス過剰負荷 レジリエンス障害 レジリエンス促進準備状態 レジリエンス障害リスク状態 移転ストレスシンドローム 移転ストレスシンドロームリスク状態 気分調節障害 自傷行為 自傷行為リスク状態 自殺行為リスク状態 移住トランジション複雑化リスク状態 急性離脱シンドローム 急性離脱シンドロームリスク状態 新生児離脱シンドローム
価値―信念パターン	1．価値観・信念・欲望（人生，健康についての） 2．魂（精神性） 選択や意思決定を導き出す価値観，目標，信念（霊的なものを含む）のパターンを記述する。人生において重要と思っている事柄，QOL（生活の質），および価値や信念上の知覚された葛藤，健康に関連する期待などが含まれる。	・生活で手に入れたいと思うものが得られたか ・将来のための重要な計画はあるか ・その人が大切にしている考え方，価値観生活の中で宗教は重要か ・困難が生じた場合，自分の大切にしている考えや宗教が助けになるか ・宗教の影響	その人が大切にしているものがベッドサイドに置かれているか その人の大切にしている考えや人生観によって影響を受けている健康行動はないか 宗教に関係するものが置かれているか 宗教実践 宗教関係者の訪問	スピリチュアルウェルビーイング促進準備状態 スピリチュアルペイン スピリチュアルペインリスク状態 道徳的苦悩 信仰心障害 信仰心障害リスク状態 信仰心促進準備状態

大阪大学医学部保健学科　成人・老人看護学講座編

(注) 表1－3での「　」部分の主観的情報・客観的情報に記載している質問は，それぞれのパターンにおける定義から導かれたものである。必ずしも，看護診断の指標・関連因子に基づいたものではない。

参考：Gordon, M.著，佐藤重美訳：ゴードン博士のよくわかる機能的健康パターン―看護に役立つアセスメント指針，照林社，1998.
NANDAインターナショナル著：NANDA-I 看護診断 定義と分類 2021-2023，医学書院，2021.

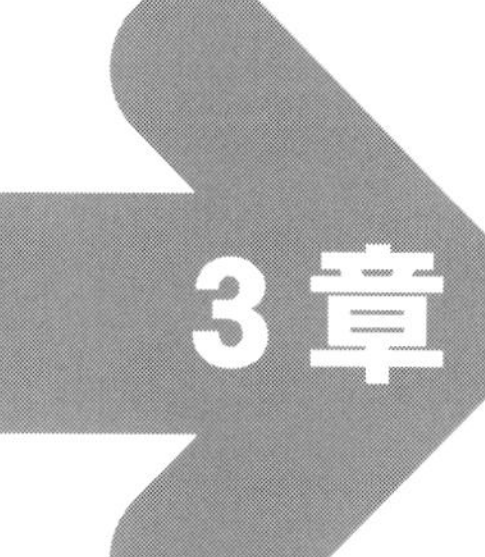

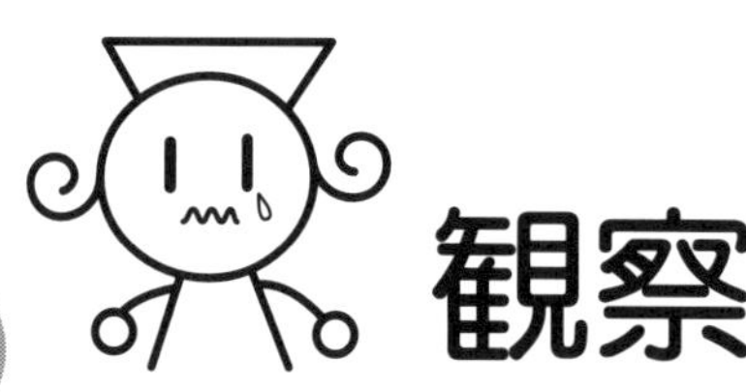

観察

看護過程の第１段階の「観察」と第２段階の「看護診断」までの過程を，診断過程，あるいは分析過程，アセスメント過程とも呼んでいます。ここでは，この診断過程の「思考過程」を図１－７のようにステップに分けて，意図的に思考をイメージできるようにしています。このステップはあくまでも思考の段階であり，ステップ間に多少の時間差があることを示唆しています。また，思考の行き来は十分考えられます。しかしながら，科学的思考と言うからには，スキップはあり得ません。

1．観察について

観察では患者の状態や状況について情報収集します。その情報収集は患者やその家族とのコミュニケーションを通して，また看護師の観察やフィジカルアセスメント技術，測定などによって収集されるものです。ここでは日常において看護者が重視する患者の反応について意識している必要があります。この看護者が重視する患者の反応とは，その患者を取り巻く医療状況，言い換えれば疾病やその治療によって起こってくる看護治療および看護ケアを必要とする患者の状態です。それには，大きく分けて患者の身体的・精神的・社会的反応および状態があります。言い換えれば，それらが，看護診断あるいは診断に至らない看護上の問題の範囲です。

例えば，糖尿病と診断されて，インスリン療法に加えて1,600kcalの食事制限を出

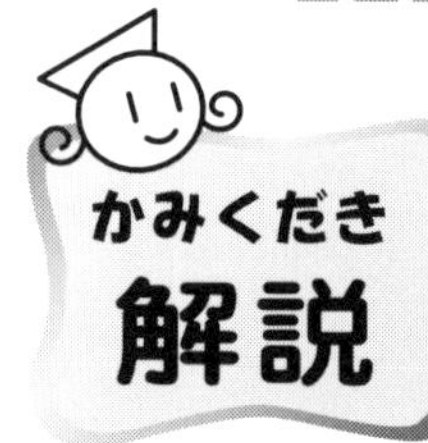

アセスメント

アセスメントとは看護過程の第１段階の「観察」と第２段階の「看護診断」までの過程を指します。また，この過程を診断過程とも呼んでいます。

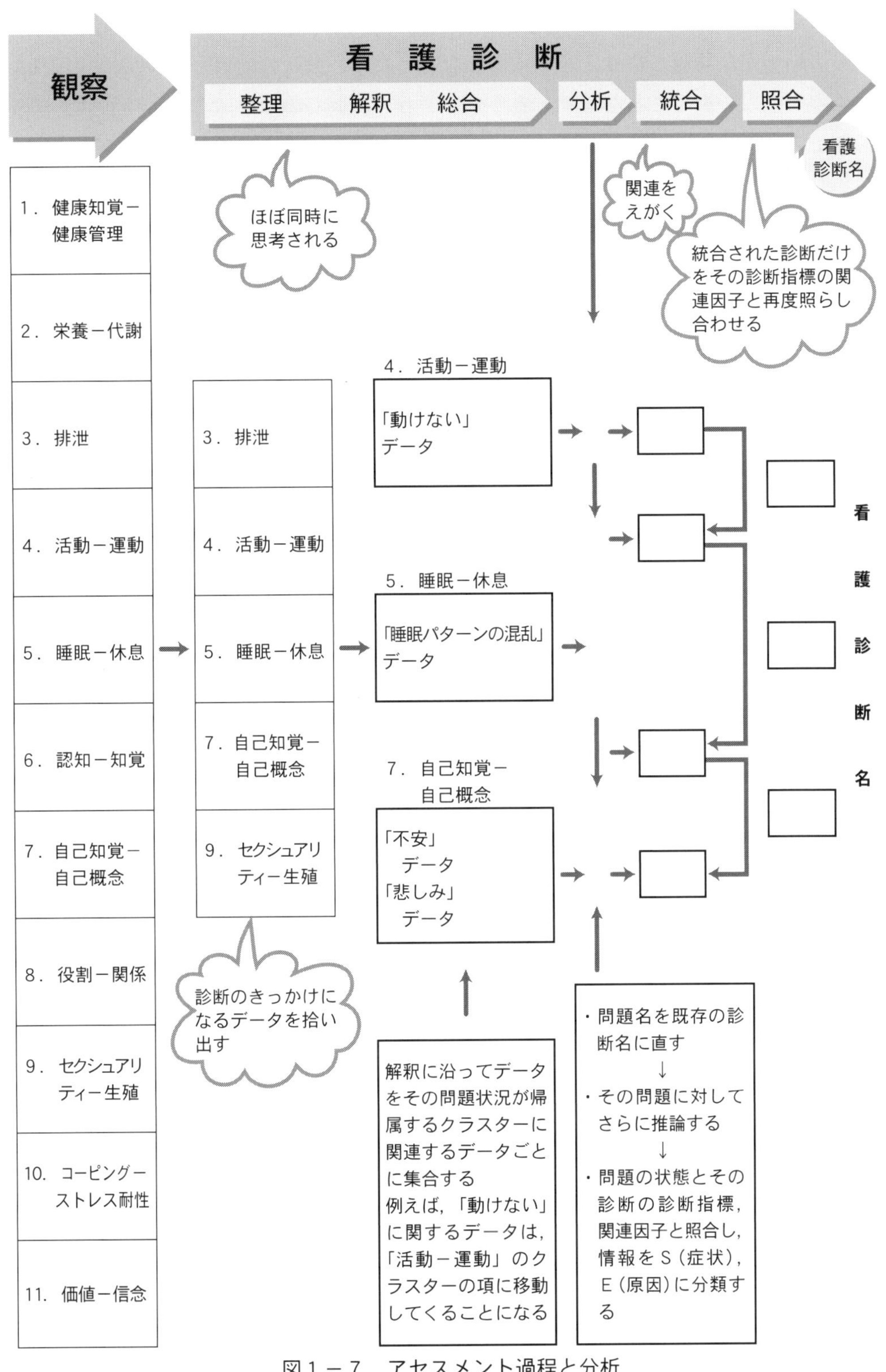

図１－７　アセスメント過程と分析

された46歳の働き盛りの父親が，忙しい営業業務の中でどのようにこの食事を守ったらよいのか，葛藤したり，守る意欲をなくしたり，会社の同僚や人事課に知られないように悩んでいることなどが，看護のかかわる範囲なのです。これらの状態を看護診断で表すとしたら，治療の指示に対する患者の〈非効果的健康管理：食事摂取〉あるいは〈リスク傾斜健康行動：食事摂取〉，または会社に知られはしないかという〈不安〉などになります。しかしながら，この状態がすべて看護診断されるものでもありません。この状態が看護診断指標に示されている状態までになっていない時は，軽い看護上の問題としてADLケアの対象になるでしょう。

では，上記の患者の糖尿病の症状やインスリン注射に起因する副作用や合併症は，症状としてどのように収集し，処理されるのでしょうか。このような情報は，あるものは医師が行う検査データから，またあるものは医師あるいは看護師自身が行ったフィジカルアセスメントから得られます。もちろん，この中にも先の例にあるように，食事を守ることができないことから起こる体重増加や血糖値の増悪は，看護診断の指標としても考えられます。しかし，このような情報源から得られる多くの患者の状態や状況は，共同問題（かみくだき解説「共同問題（CP）」〈P.58参照〉），あるいはその根拠として取り扱われるものが少なくありません。

2．情報の種類

このようにして収集される情報には，大きく分けて主観データと客観データの２種類があります。看護記録などでは患者や家族の訴え，状態や状況を主観データとして（S）の略語で記載され，医療者側から観察された患者の症状や行動，しぐさ，皮膚の色，体重50kg，呼吸数18/分などを客観データとして（O）の略語で記録されています。この客観データには，看護師が観察した状態の解釈も含まれます。例えば，看護記録の中で「怒っている」あるいは「悲しそうだ」「苦しそうである」などといった記述がそれにあたります。

これらも専門家が解釈した大事な患者の客観的な状態を表現するものです。しかし

情報の種類

①主観データ（S）は，患者や家族の訴えです。

②客観データ（O）は，看護者の観察あるいは測定したデータです。医師が行った検査データも「O」データです。

③生データとは，患者の訴えた言葉や表現そのままのデータであり，また，解釈されていない検査データや所見のことです。

ながら，患者の「苦しそうである」の訴えに対して，患者のしぐさや生理的データ（呼吸状態等）を入れ，そのままの状態を記録した上で看護師の「苦しそうである」の解釈を記載することが必要です。例えば，患者は朝から「隣の患者のことがうるさいとか，看護師はおれが呼んでも来ないのに眠い時に検温にくる」と言って怒っていると，また，「眉間にしわをよせ，顔も上げないでぼそぼそとしゃべり」悲しそうであるとか，「座位になって，オーバーテーブルに頭をつけて肩を上下して呼吸をし」苦しそうであると記載することです。この表現によって，より患者の怒っている，悲しい，苦しいという状態がイメージできます。このように，患者の言ったままの言葉で表現したものを「生データで記入した」と言っています。このような情報の取り方は，看護診断の診断指標を見つける上で特に重要なことです。

3．患者の訴えに対する確認情報

患者の訴えを信用するとかしないというわけではなく，訴えに沿って可能であれば必ず，その主観データに対する客観データを収集すべきです。看護診断の指標（症状や状況）には，客観・主観データの２種類が含まれています。すなわち，主観データだけで，あるいは客観データだけで看護診断することは誤診を招く危険性が高いのです。看護の現場ではまだ，患者の訴えを重視するというだけでなく，「それをそのまま」問題として，また診断してしまう傾向があります。患者の訴えを信じるとか，信じないとかという問題ではなく，可能であればその裏づけが必要です。すなわち，その「主観データ」を論証できる「客観データ」を収集すべきなのです。このような論証の方法は，どの専門分野でも日常的に行われていることです。

しかしながら，〈絶望感〉や〈悲嘆不適応〉あるいは〈言語的コミュニケーション障害〉などの心理社会的な看護診断で示されている客観的指標は，身体的な看護診断と比べると検査用具でもって測定しにくいものです。例えば，客観データといっても，患者のしぐさ，ひきこもり，アイコンタクトなど測定に看護側の主観が影響するものが多いからです（**表１－４**）。

一方，**表１－４**の〈非効果的気道浄化〉，あるいは〈便秘〉〈非効果的呼吸パターン〉といった看護診断などは，身体的な看護診断の分野です。したがって客観データは，医師の行った診断検査などの検査所見やフィジカルアセスメントから得られることが多いものです。いずれにしても，その状態を評価，あるいは看護診断を判断するためには，主観データとそれに関連する客観データの両方のデータから判断することが原則です。

表１－４　精神的あるいは身体的診断・診断指標の比較（ある主観・客観データ）

絶望感

定義　Definition

自分は肯定的感情をもつことも，病気が改善することもないと感じている状態

診断指標 Defining characteristics

□食欲不振
□回避行動
□感情表現が減る
□自発性低下
□刺激への反応低下
□言葉による表現の減少
□抑うつ症状
□落胆した気持ち
□希望が減ったという気持ちを示す
□将来への不確かな気持ち
□将来へのモチベーションの不足
□自分について否定的な期待感
□将来について否定的な期待感
□目標達成における無能力感
□セルフケアへの関与の不足
□不幸な出来事が起こる可能性を過大に見積もる
□消極的（受け身）
□睡眠覚醒サイクルの変化
□自殺行動
□今後の人生を想像できない
□肯定的な出来事の発生を低く見積もる

非効果的気道浄化

定義　Definition

きれいな気道を維持するために，分泌物または閉塞物を気道から取り除く力が低下した状態

診断指標 Defining characteristics

□咳が出ない
□呼吸副雑音
□呼吸リズムの変化
□胸部打診の変化
□胸部声音振盪の変化
□緩徐呼吸
□チアノーゼ
□言語で表現しにくい
□減弱した呼吸音
□過剰な喀痰
□低酸素血症
□効果のない咳
□効果のない痰の喀出
□鼻孔が開く
□起坐呼吸
□精神運動性激越
□肋骨下の陥没
□頻呼吸
□呼吸補助筋の使用

NANDAインターナショナル著：NANDA-Ｉ看護診断 定義と分類　2021-2023，P.322，463，医学書院，2021.より作成

4．患者の「強み」の活用

観察は，マイナス面ばかりでなく，「強み」も大切にすることを強調しています。この「強み」は看護過程の中で，その状態を診断するか否か，またその強みを看護治療あるいはケアに追加するか否か，あるいは，その強みから普通はその看護診断を治療するには３～５日かかると考えられるが，２日でその看護診断の「成果」を達成できるだろう，といった看護師の判断の根拠づけに使われることがあります。

具体的な例をとってみると，例えば，「不安」が予測される患者が「自分には頼りになる夫がいるから大丈夫である，夫も母親もいつも来ますから」と言った場合，また，訪問看護を受けている家族で「介護者役割緊張」が推論される家族から，「前にも乗り越えられたから，主婦である同居している娘が助けてくれるから」というような訴えがあった時，不安はあるがこれらの患者や家族の「強み」があるために，看護診断までの状態にはなり得ないだろうという判断がされるかもしれません。その結果，これらの患者に対して，「不安」あるいは「介護者役割緊張」の看護診断がくだされないかもしれません。ただし，そうした状態に対して，1日あるいは3日間だけADLケアで様子を見る，また，週1回の訪問を2回に増やしてみるといった判断がされることも考えられます。

一方，これらが診断された場合には，看護計画の中にこれらの患者の強み，つまり「夫の協力を得る」，あるいは「積極的に過去のプラスの経験を引き出す，娘との分担をする」といった治療内容を付加することになるでしょう。

5．情報のふるい分け

では，このような患者からの情報をどのように処理をしていくべきでしょうか。一般には，多種多様の情報をより適切に整理するための方法として，それぞれの情報について関連性のあるもの同士を一緒に集めることから始められます。看護でも例外ではありません。ですから，病院施設での看護診断を導くための看護データベース（観察記録用紙），また学校で学生が実習や演習で，患者の看護上の問題や看護診断を導くために用いるアセスメント用紙があるのはそのためです。これらのデータベースやアセスメント用紙の形態は，選択した看護理論やモデルによってクラスターの数や名称が違います。しかし，先の章でも触れましたが，看護診断を実践で用いる場合は，松木の10生活機能様式あるいはゴードンの機能的健康パターンが妥当であると考えます。

この考え方は，教育の現場でも同じであると考えます。しかし，うちの学校ではど

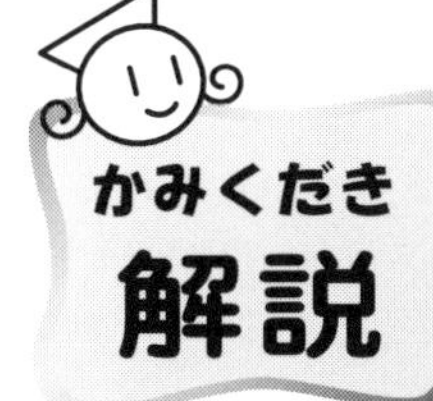

患者の「強み」

例えば，喀痰が非常に多い患者ですが，意識は明瞭で，喀出も可能な場合。この時の患者の強みは，意識が明瞭であり，痰の喀出が可能なことです。すなわち，この患者にはこの「強み」があるので「非効果的気道浄化」の診断はされないかもしれません。

うしても看護診断を取り入れないというのであれば，この考えに沿う必要はありません。むしろ，看護理論を活用して漠然とした看護範囲を学習させることも一興ではないでしょうか。

本書は，実践者のために書いたものですから，本書の事例展開に採用するものは，看護診断を基にしたM. ゴードン女史の推奨する「機能的健康パターン」です。これで説明しますと，関連情報のかたまり，すなわちクラスターは11あることになります。

6．情報の評価

患者の訴えは，必ず看護の問題と関係があるか，あるいは医療問題と関係があるか否かを評価した上で，看護データベースに記入します。

クラスターとそこに収集される情報との関係

ここでもう少し，クラスターとそこに集められている情報との関連について述べましょう。２章の**表１－３**（P.19～23参照）を参照していただければ理解しやすいと思います。それぞれのクラスターには，“そのクラスター”の定義に沿ってNANDA-Iの看護診断が分類されています。そして，それぞれのクラスターに集められるべき情報の例が書かれているのに気付くと思います。例えば，「栄養─代謝パターン」の中には「必要量以下」を初めとして46の看護診断が分類されています。看護診断の指標は診断一つに対し一つではありません。診断の中には10～15あるいは，それ以上の診断指標（症状）を有しているものもあります。**図１－８**に示すように，各診断が有する診断指標／関連因子から観察・質問項目は導かれ，看護師はそれらの項目に基づいて具体的な質問をしたり，観察を行います。そのようにして集めた情報は，看護診断に対するきっかけとなる診断指標，あるいは関連因子として振り分けることが可能となるのです。

したがって，適切な情報を適切なだけ収集して，そして，関連情報をクラスターごとにふるい分けるためには，看護師は看護診断とその指標および関連因子について熟

情報のふるい分け

情報の振り分けは，英語でクラスタリングと呼んでいるものです。これは，患者の訴えや状態を関係する「クラスター」に分けて記録することを指しています。

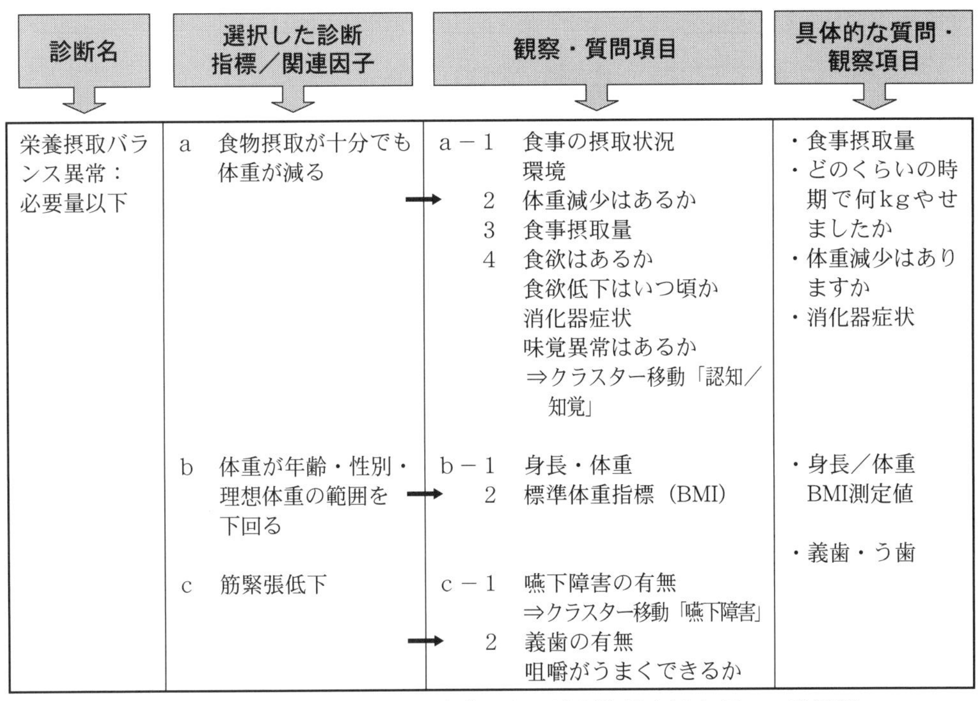

診断名	選択した診断指標／関連因子	観察・質問項目	具体的な質問・観察項目
栄養摂取バランス異常：必要量以下	a　食物摂取が十分でも体重が減る	a－1　食事の摂取状況 環境 → 2　体重減少はあるか 3　食事摂取量 4　食欲はあるか 食欲低下はいつ頃か 消化器症状 味覚異常はあるか ⇒クラスター移動「認知／知覚」	・食事摂取量 ・どのくらいの時期で何kgやせましたか ・体重減少はありますか ・消化器症状
	b　体重が年齢・性別・理想体重の範囲を下回る	b－1　身長・体重 → 2　標準体重指標（BMI）	・身長／体重 BMI測定値
	c　筋緊張低下	c－1　嚥下障害の有無 ⇒クラスター移動「嚥下障害」 → 2　義歯の有無 咀嚼がうまくできるか	・義歯・う歯

図１－８　看護データベース作成過程の診断指標と観察項目の関係例

江川隆子他編：看護データベース，第２版，P.30，廣川書店，2000.より一部改編

知している必要があります。同時に，機能的健康パターンを用いるのであれば，そのパターンの定義について学習する必要があるでしょう。また，看護診断とその背景となる理論，例えば，排便や排尿，呼吸，吸収といった生理学の理論，不安や危機，ヘルスプロモーション，保健信念モデル，自己概念，家族理論といった心理社会学的理論の学習も必要です。

また，もし看護理論を使う場合には，その理論の人間観，社会や健康観，看護観といった看護理論の看護大概念を含め，どのような看護上の問題をその看護理論では問題にしようとしているのか詳しく学習していることが大切になります。

このように，看護師は，情報の収集とその振り分けにおいても，このような学習が十分できていなければ，その時その時において，看護診断を判断するための根拠になるデータを収集し，その情報を振り分けることは困難となるでしょう。

クラスターでの質問や観察項目

これらは，看護診断概念モデルを使用する場合，それぞれのクラスターに分類されている看護診断と関係しています。つまり，それらはそれぞれの看護診断の診断指標や関連因子から導かれています。

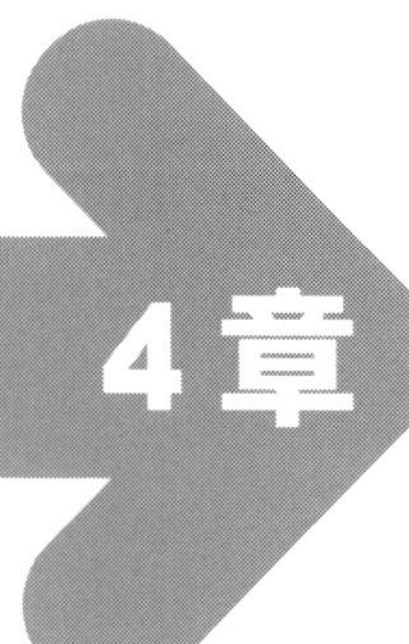

情報の整理・解釈・総合

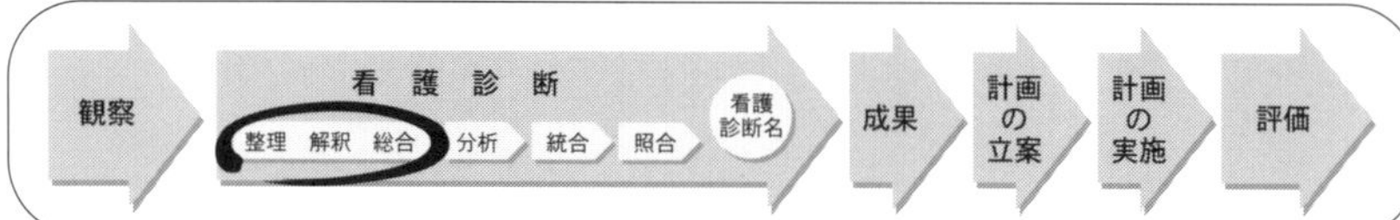

情報の整理・解釈・総合の思考は，患者とのインタビューを通して，また患者の身体も全体的にスクリーニングして情報を収集し，関連のクラスターに整理しながら，頭の中でこの思考を同時に行います。以下は，その思考を説明していきます。

1．最初の思考である情報の整理とは

患者の訴えや状態から看護診断のきっかけ（Cue）になる情報をクラスター内で，看護診断ごとにきっかけの情報を集めようとする思考です。例えば，**図1－9**にあるように「栄養―代謝」のクラスターに情報がクラスタリングされているとしましょう。このように2つの情報の塊を「栄養―代謝」内に整理したのは，2つの考えからです（「2．情報の解釈とは」の項参照）。

2．情報の解釈とは

情報の解釈とは，例えば，**図1－9**のような「栄養―代謝」に整理された2つの情報を塊にした考えです。すなわち，「＊＊」の情報の塊は，この食事内容から便秘を

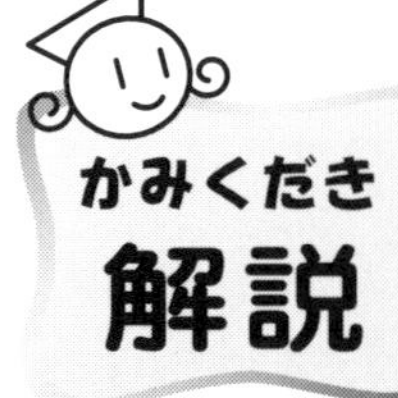

情報の解釈の種類

1つ目は，状態が正常範囲であるという解釈，2つ目はその状態は看護診断のきっかけの情報であるという解釈，3つ目は状態は看護診断に至っていない状態だが，問題状態であるという解釈，4つ目は，看護診断のきっかけ情報であるが，情報が不足しているという解釈。この最後の解釈は，臨床では患者を前にしているのは非常に少ない解釈です。つまり，フォーカスアセスメントによって，情報を取ることが可能だからです。5つ目は，状態は医療問題（共同問題を含む）という解釈です。

「栄養―代謝」
＊＊摂取量１／４（治療中は夕食をほとんど受けつけない）
　水分摂取500cc/日，食欲不振あり

＊＊＊身長165cm，体重50kg（１週間で３kg減）
　摂取量１／４（治療中は夕食をほとんど受けつけない）
　食欲不振あり

図１－９　情報の整理

解釈（推論）して集められたものです。一方「＊＊＊」の情報の塊は，ほぼ同じ情報ですが，栄養状態に問題があるのではと考えて集め，整理したものです。このような考えを，ここでは情報の解釈といっています。言い換えれば，解釈がなければ情報をこのように整理することができません（集められません）。また，こうした解釈の根拠となる情報がなければ解釈もできません。ですから，この思考はおのずと同時に行われていることになるはずです。そして，おわかりのように，同じ看護診断の症状や原因（関連因子，あるいは危険因子）を組織的に集めていることです。

また，この解釈には同時に，看護の取り扱う範疇であるか否か，あるいは，最終的に看護上の問題として扱うべきか否かを考えることも含みます（かみくだき解説「情報の解釈の種類」〈P.32参照〉）。

3．情報の総合とは

このようにそれぞれのクラスターで解釈された情報（根拠）は，その解釈に従ってその看護診断の属するクラスターで吟味することになります。そこで，ある情報は解釈に従って，クラスターを越えて集められることがあります（図１－10）。このようにして，さらに情報を組織的に集めることを情報の総合といっています。

情報が解釈によって，クラスターを越えて総合するのはなぜでしょうか。その理由の１つは，データベースと関係があります。観察のところでクラスター内での観察項

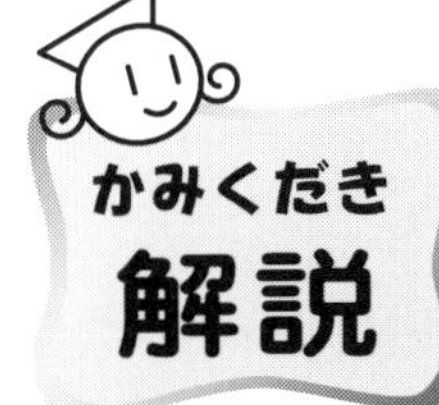

情報の総合

解釈によって，判断された根拠となる情報は，その解釈に従って，その看護診断や問題の属するクラスターに集めることです。解釈に従うと，根拠情報のCue（きっかけ）は，クラスターを越えて移動し，集められることがあるでしょう。

［整理］

■栄養－代謝
身長　165cm　摂取量１/４
体重　50kg
体重減少（１週３kg）
摂取量：１/４
（治療中は夕食をほとんど受け付けない）
水分：500cc/日
食欲不振：あり

■排泄
通常：１回/日
排便：なし（５日間）
性状：やや硬い
腹満感あり，グル音減弱
入院からベッド上安静（トイレ可）

■活動－運動
身体障害：なし
その他：入院からベッド上安静

［解釈］

摂取量１/４やBMI18.4から栄養量の低下が考えられる。もう少しデータが必要

これらは便秘の性状や原因として解釈したものです。

［総合］

クラスター：栄養－代謝
（栄養状態の変化）
身長　165cm
体重　50kg
体重減少（１週３kg）

■クラスター：排泄（便秘？）
摂取量：１/４
（治療中は夕食をほとんど受け付けない）
水分：500cc/日
排便：なし（５日間）
性状：やや硬い
腹満感あり，グル音減弱
入院からベッド上安静（トイレ可）

㊟～～～はそれぞれのクラスターで整理されたデータが解釈によって，ここでは便秘と関係があると解釈されました。その結果，それらのデータが，「栄養－代謝」と「活動－運動」のクラスターから移動してきたのです。

図１－10　情報の総合の例

目は，それぞれのクラスターに分類された看護診断の指標や関連因子が基になることを話しました。しかし，ある観察項目は，ほかのクラスターで収集される方が取りやすいと判断された場合，その質問や観察項目は，その取りやすいとされたクラスターに移動していることがあります。

もう１つは，それぞれの看護診断の指標に関係があります。言い換えれば，１つの診断指標が複数の診断指標となっていることがあります。例えば，痛みがあって不眠を訴えている患者がいます。その時，機能的健康パターンを用いてアセスメントした場合，睡眠の状態は「睡眠」のクラスターに，痛みの状態は「認知―知覚」のクラスターに収集されているはずです。このような場合，睡眠の状態は痛みの症状として解

フォーカスアセスメント

総合に明示された問題に関して，さらにデータ収集が必要とされた場合に行うアセスメントのことを指します。
例えば，便秘が明らかになったがデータが不足したと考えた時，便秘に関連したデータを収集することです。

釈されるかもしれません。そうした場合は，この睡眠の状態の情報は認知—知覚のクラスターに移動され，「痛みのデータ」と一緒になって総合されます。この時，われわれの記憶では，この情報を睡眠のクラスターにある睡眠に関する「認知—知覚」にある痛みの問題のものとして記憶します。

このように，情報の移動と総合はわれわれの短い「記憶」を助けるものでもあります。この場合，「睡眠」のクラスターに整理された睡眠に関するデータは，痛みのデータに集合されました。その結果，「睡眠」のクラスターの総合の思考にはデータは何も移動されないことになります。これを，**図1－10**を用いて説明すると，「栄養—代謝」のクラスターに整理された「摂取量1/4，水分500cc/日，食欲不振あり」のデータは，解釈に従って，「排泄」のクラスターの「便秘？」に集合されることになります。

また，この情報の解釈と総合は，情報の不足を明確にする役割もあります。そこで，不足情報があると判断した場合，「フォーカスアセスメント」をする必要があります。フォーカスアセスメントとは，どの問題に対しての情報が不足しているかが確認されており，その問題に関する情報を収集することを称しています。このようなプロセスを経てデータは総合され，そして組織化されていくのです。つまり，より適切なものにデータが洗練されていき，同時に原因に関するもの，その原因に影響するもの，症状となるものというように組織的に収集・結合されて，より組織化されて情報の塊になっていくのです。

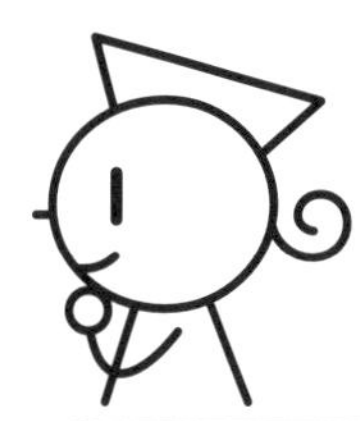

情報の分析

情報の分析とは，総合され，必要に応じてフォーカスアセスメントして組織化された情報を，身体的なものについては生理学や病理学を用いて，心理・社会的問題については理論を用いて分析することです。この理論とは不安や悲嘆，危機，ストレスコーピング理論といった小・中規模理論（状況説明理論）のことです。しかし，実際には「総合した情報」を既存の診断からどの診断に当たるかを判断し，その情報と判断された看護診断の指標と「関連因子」に照らし合わせます。そして，症状と判断されたものには症状の略語「S」に，また関連因子と判断されたものは関連因子の略語「E」に分類します。それぞれの看護診断は，それらに関係する諸理論を基盤にして，その定義や診断指標，関連因子を構成しているのです。ですから，この段階での「照合」とは総合された情報と理論とを照らし合わせていることになるのです。

では，いつ「理論」を用いるのでしょうか。それは，専門家であるあなたの「推論」で判断した看護診断の指標や関連因子が照合できない時，しかも自分の推論に自信を持っている時です。そのような時に，情報や自分の推論について，理論を用いて確証していくのです。しかし，もし理論や研究論文を用いて自分の推論を論証できない時は，自分の推論した問題が分析できないという事実を認めることになるでしょう。

この分析にも，クリティカルシンキングが用いられます。以下に，その分析を 3 つに分解して説明しましょう。この時，看護者の思考には再び患者の医療状況が描かれているはずです。そして，総合された問題が分析されるごとにその患者の医療状況に

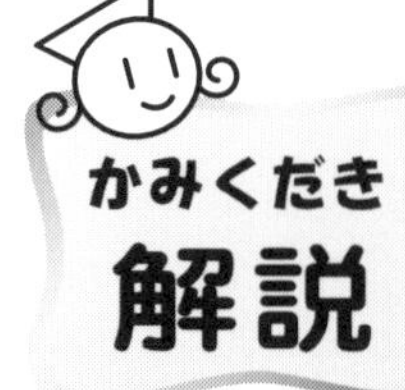

分析

分析とは，総合された情報について論理をもって分析することです。すなわち，その診断指標と関連因子に照らし合わせて，情報を症状（S）と関連因子（E）に分類することです。

加えられ，関連図が描かれていきます。

分析　―Step 1―

分析するということは，言い換えれば論証するということです。すなわち，根拠を提示しなくてはなりません。そこで，その根拠となるであろう「NANDA-Ｉの承認している診断」から選択して，まず，「総合」され組織化された情報に命題（名前）をつける。しかし「NANDA-Ｉの診断名」に一致するものが見当たらない場合は，そのままの命題で残していくことが必要です。

例えば，**図１－11**のように，「便が出ない」を総合された症状からNANDA-Ｉの〈便秘〉に置き換えることです。ただし，最初の段階から「便秘」であれば変更する必要はありません。

分析　―Step 2―

次は「推論」です。この推論は，情報の解釈・総合によって組織化された情報に対して，さらに問題を推論しようとするものです。これによって，思い込みを制限できるかもしれません。この推論を，**図１－12**に当てはめて考えてみましょう。

図１－12にあるように総合し，組織化された情報は〈便秘〉と推論されていました。そこで，これ以外の推論となると〈知覚的便秘〉あるいは〈栄養摂取バランス異常：必要量以下〉〈身体可動性障害〉を推論することができます。

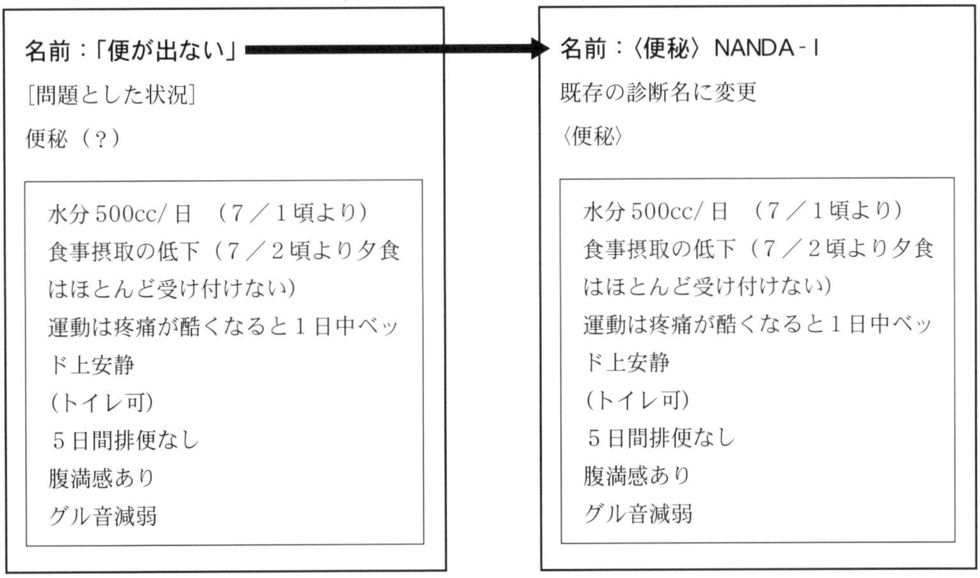

名前：「便が出ない」 →	名前：〈便秘〉NANDA-Ｉ
[問題とした状況]	既存の診断名に変更
便秘（？）	〈便秘〉
水分500cc/日　（７／１頃より） 食事摂取の低下（７／２頃より夕食はほとんど受け付けない） 運動は疼痛が酷くなると１日中ベッド上安静 (トイレ可) ５日間排便なし 腹満感あり グル音減弱	水分500cc/日　（７／１頃より） 食事摂取の低下（７／２頃より夕食はほとんど受け付けない） 運動は疼痛が酷くなると１日中ベッド上安静 (トイレ可) ５日間排便なし 腹満感あり グル音減弱

図１－11　診断の命名

これらの推論の基準はいくつかあります。その1つは，定義や診断指標が類似しているものの中から推論することです。また，この「類似」につながることですが，あるデータがほかの診断として解釈によって移動されるものがあります。その場合，その総合集合元であるクラスターに属する看護診断も推論の対象になります。

図1－12の2番目の〈知覚的便秘〉の推論は，定義や診断指標，関連因子が類似していることで推論されたものです。つまり，〈便秘〉の類にある看護診断であるから，診断指標が類似していることが考えられるからです。残りは，ほかのクラスターから移動してきた情報からの推論です。つまり，食事摂取の低下や水分500cc/日摂取は「栄養—代謝」のクラスターから移動されました。また疼痛が酷くなると一日中ベッド上安静や（トイレ可）などのデータは「活動—運動」のクラスターから移動してきたものです。その結果，3番目の〈栄養摂取バランス異常：必要量以下〉も〈身体可動性障害〉も移動してきた機能的健康パターンの「栄養—代謝」と「活動—運動」に分類されている診断が推論されたものです。当然，これらの推論された2つの看護診断も〈便秘〉の診断指標に集合されたということは，同時に〈栄養摂取バランス異常：必要量以下〉も〈身体可動性障害〉の指標にも類似しているといえるはずです。

便　秘

水分500cc/日　（7／1頃より）

食事摂取の低下（7／2頃より夕食はほとんど受け付けない）

運動は疼痛が酷くなると1日中ベッド上安静

（トイレ可）

5日間排便なし

腹満感あり

グル音減弱

推　論

〈類推論〉

1．便秘

2．知覚的便秘

〈クラスター推論〉

3．栄養摂取バランス異常：必要量以下

4．身体可動性障害

図1－12

分析　―Step 3―

分析の最終段階は，推論に沿ってNANDA-Iの看護診断と照合し，**図1－13**〔A〕のように情報を徴候（S）と関連因子（E）に分類することです。つまり，この便秘の例では，以下の情報は，推論に沿って〈便秘〉〈知覚的便秘〉〈栄養摂取バランス異常：必要量以下〉〈身体可動性障害〉の4つの診断指標と関連因子に照合されることになります。その結果，妥当性の高いもの，ここでは〈便秘〉が判断されることになり，**図1－13**のような結果になっています（この具体的な思考は，Part 2で詳しく説明します）。この時点で，看護師の頭の中では，次の統合の思考で用いられる関連図が徐々に完成されつつあるはずです。その関連図には，分析された“看護診断”が医療状況と関連して描かれていると思います。

[問題とした状況] ……▶既存の診断名に変更
便秘（？）→ **便秘**

・推論（便秘以外にこの状態の診断を推論する）
①知覚的便秘
②栄養摂取バランス異常：必要量以下
③身体可動性障害
そして，それぞれの推論に対して照合を行い，その結果，データを分類する

E：原因
S：症状

水分500cc/日（7／1頃より）
食事摂取の低下
（7／2日頃より夕食はほとんど受け付けない）
運動は疼痛が酷くなると
1日中ベッド上安静
（トイレ可）
5日間排便なし
腹満感あり
グル音減弱

●排泄のクラスターに総合されたデータ

〔A〕

NDx：便秘
E：水分摂取量の低下
(500cc/日)（治療中は夕食が食べられない）
E：運動量の低下（疼痛が酷くなると1日中ベッド上安静）
S：5日間排便なし
腹満感あり，グル音減弱

●分析を終えて総合されたデータ

図1－13　分析のステップとその例

分析の段階での「照合」

既存の診断指標と関連因子に照らし合わせ，総合された情報を症状（S）と関連因子（E）に分類することです。決してNANDA-Iのものを写すことではありません。

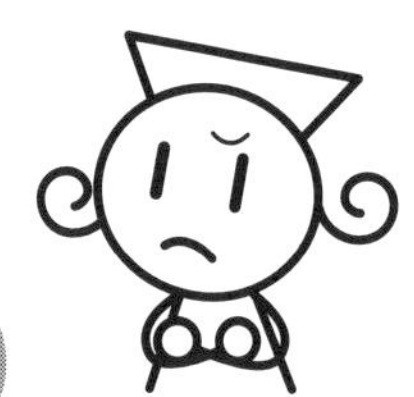

問題の統合

統合とは，抽出された看護診断を患者の治療状況を含めた全体の中で考察することです。具体的には，治療や病態と看護診断，あるいはADLケアとの関係，さらに各々の看護診断の間に関係があるかどうかを判断し，必要に応じて統合することです。これには，関連図を描くことで非常に理解しやすいと考えます。

関連図は，患者の病態や治療状況，家族背景や経済状況など基本的生活背景から，患者の「看護診断」あるいはADLケアが生じたと考え描かれるものです。**図1－14**は，総合された情報が〈悪心（嘔吐）〉と〈便秘〉に分析され，「矢印」でその関連が描かれたものです。「矢印」は分析が終了すると追加されていくはずです。そして，すべての総合された情報の分析が完了すると，**図1－15**のようになります。ここに挙げている4つの看護診断は，入院後，2クール目の放射線治療が始まって5日目のデータから看護過程によって導かれたものと仮定しましょう。**図1－15**は理論や経験的根拠に基づいて「看護診断」と「看護診断」，あるいは医療状況によって「看護診断」間の関係を「➡」で示したものです。この根拠は理論や生理学，病態学を用いて，その発生機序から描かれるものです。といっても，まだまだ十分に解明されていない心理的および社会的，あるいは身体的な発生機序はたくさんあります。

また，看護診断やADLケア〈後述〉）は，その人が持つ病気やその治療の状態を起因して生じるものです。しかし，それだからといって，病気や治療が持つ症状や合併症の直接的な症状が看護診断の診断指標であるということではありません。むしろ，病気

問題の統合

問題の統合とは，分析された各々の診断の間の関係について考察し，必要に応じて看護診断を統合することです。

や治療から生じる間接的な症状，あるいは治療が終了したが，患者が持ち続ける精神的なことも含め，合併症や機能障害といったものが看護診断の診断指標として上がっています。

したがって，看護診断を患者の全体像，すなわち病気や治療の中で考察することによって，本当に生じるべき看護診断やADLケアであるかどうかが分かるものです。その考え方を，ここでは問題の統合と言っています。ということは，看護診断をするにはその患者の持つ病気の病理・病態や治療とその合併症などに関する正しい理解を持つことが重要だということです。

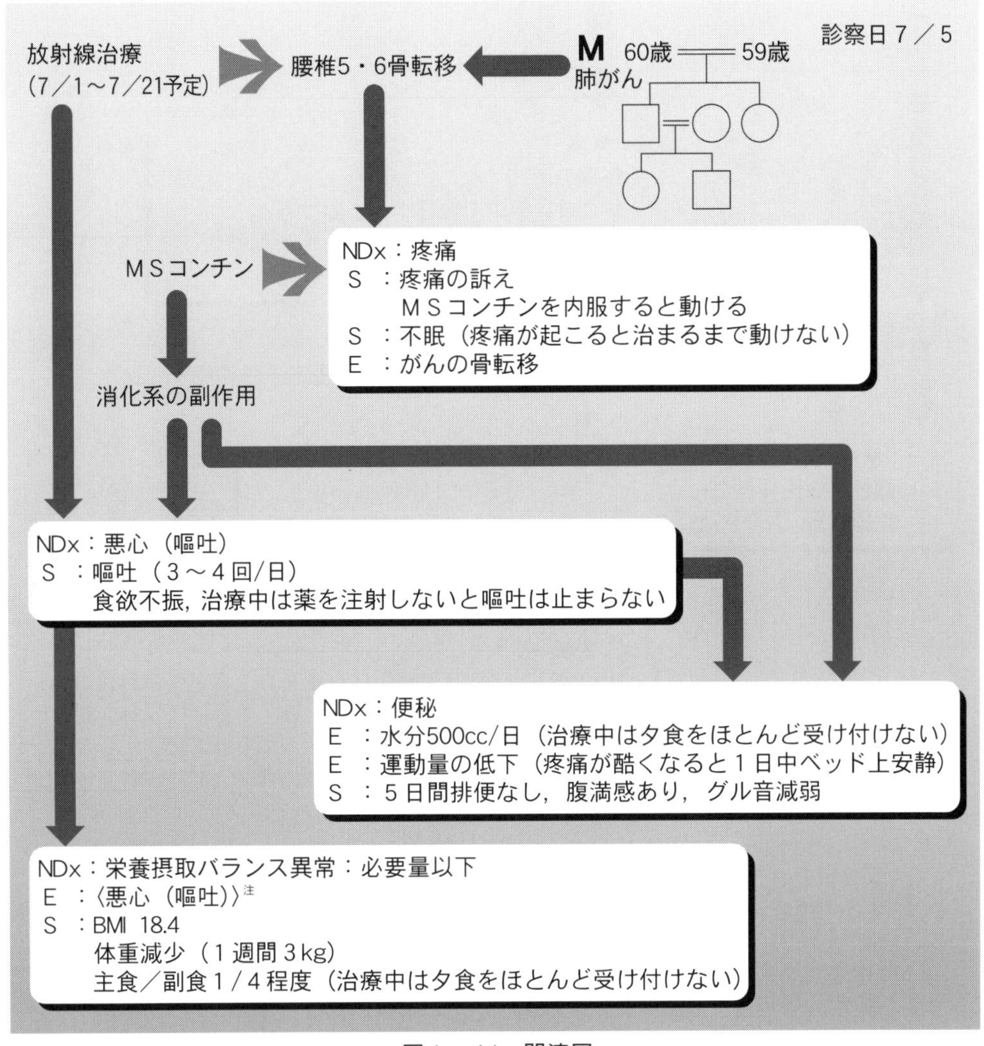

図１－14　関連図

注：関連性の中で考えられる因子であるが，この看護診断の関連因子としては確定できない。

1．統合の思考プロセス

では，実際にこの関連図に沿って問題を統合すると，＃１の問題である疼痛は骨転移と関連することが考えられますが，ここではほかの看護診断との関係が

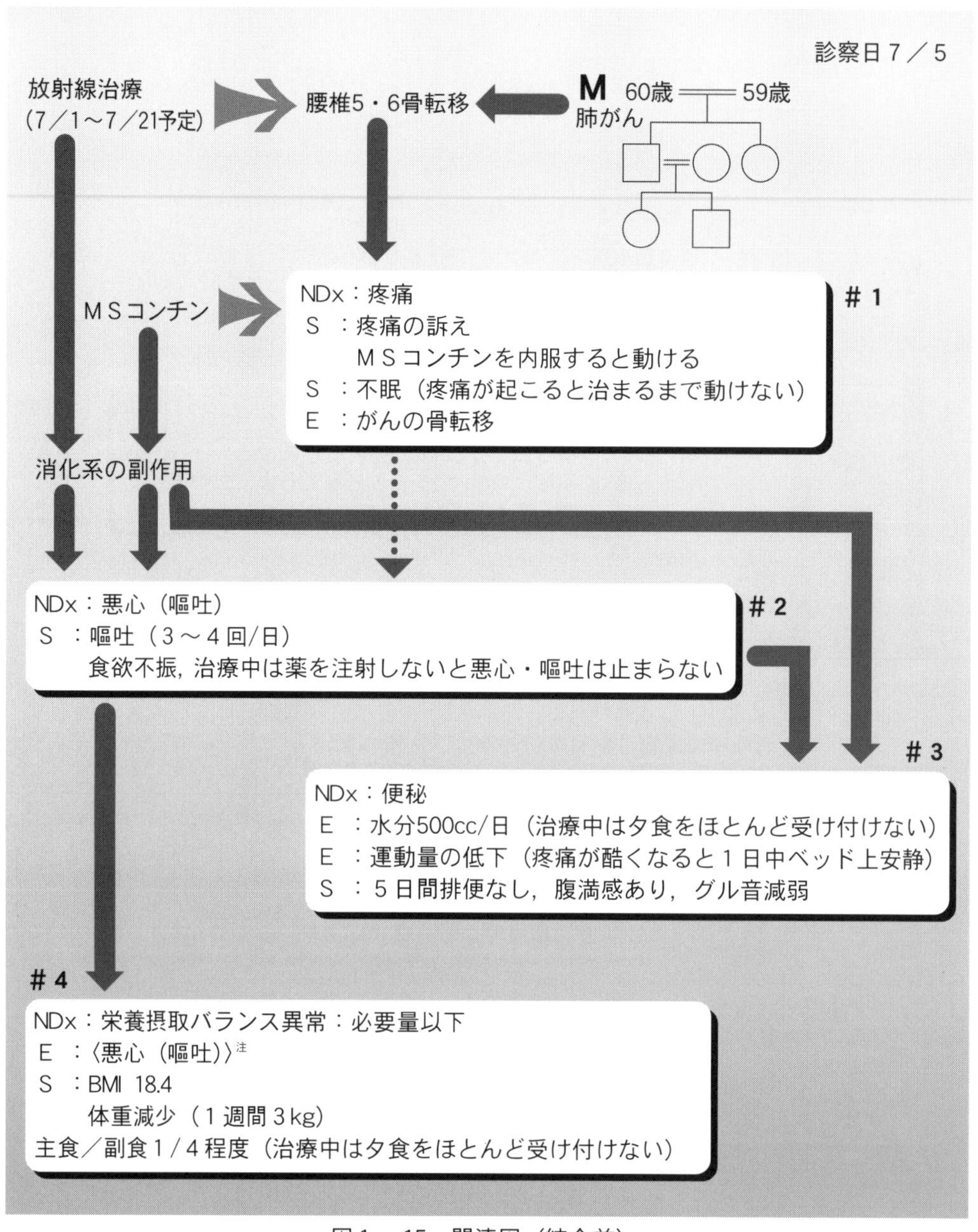

図1－15　関連図（統合前）

注：関連性の中で考えられる因子であるが，この看護診断の関連因子としては確定できない。

わかりません。そこで，ここまでいくと「疼痛」は診断されるでしょう。しかし，薬物の効力が高いことや痛みのレベルから共同問題（かみくだき解説「共同問題（CP）」〈P.58参照〉）として判断されるかもしれません。

一方，＃２の〈悪心（嘔吐）〉は薬物や治療の影響を受けて起こっていると考えられるだけでなく，＃３の〈便秘〉と＃４の〈栄養摂取バランス異常：必要量以下〉に影響を与えていることが考えられます。ということは，言い換えれば＃２は＃３と＃４の原因に当たるものであると同時に，＃３と＃４は＃２の症状として考えられます。そうなると，当然〈悪心（嘔吐）〉が診断されるでしょう。その時，＃３と＃４は＃２の〈悪心（嘔吐）〉の症状として統合されることになるでしょう。あるいは，＃２は＃４の〈栄養摂取バランス異常：必要量以下〉の症状だけを統合することも可能です。その場合，＃３の〈便秘〉は＃２を原因として診断することになるでしょう。あるいは＃２の〈悪心（嘔吐）〉は，＃３，＃４を統合して共同問題として考えられるかもしれません。このように，考え方によって多少の判断の違いが生じることになります。そこで，看護診断に関するカンファレンスはこの段階が適しているように考えます。といっても，この思考も看護者の頭の中で考えられているものです。そこで，議論にはこうした図表を用いることで，より客観的で専門的な議論と結果が得られることが期待できます。

2．統合にも適切な情報が必要

看護過程のどの段階も，理論的あるいは経験的な論理が根拠となって判断が進められます。統合の段階も例外ではありません。ここでも，理論的な根拠が乏しい場合，問題間の関係の論証には経験的な根拠が用いられます。しかしながら，適切な情報や知識が十分にあれば，問題の統合も難しくはないでしょう。そして，最終的な判断はプライマリナースに託されるのが普通ですが，では，統合されたそれぞれの問題にどのような情報が入っていくかについては，**図１－16**を参照してください。

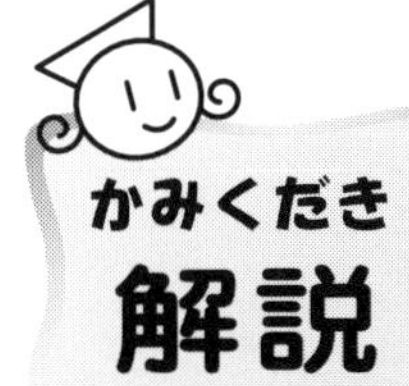

中・小範囲理論

ここで言っている理論とは，本書で何度もでてきている，不安，ストレス，対処理論，危機や自己概念モデル，家族理論，コミュニケーション理論といった理論，また生理学や栄養学，薬理学，さまざまな病態学などを指しています。もちろん，人間のすべての行動や反応，状態を説明できるものではありません。

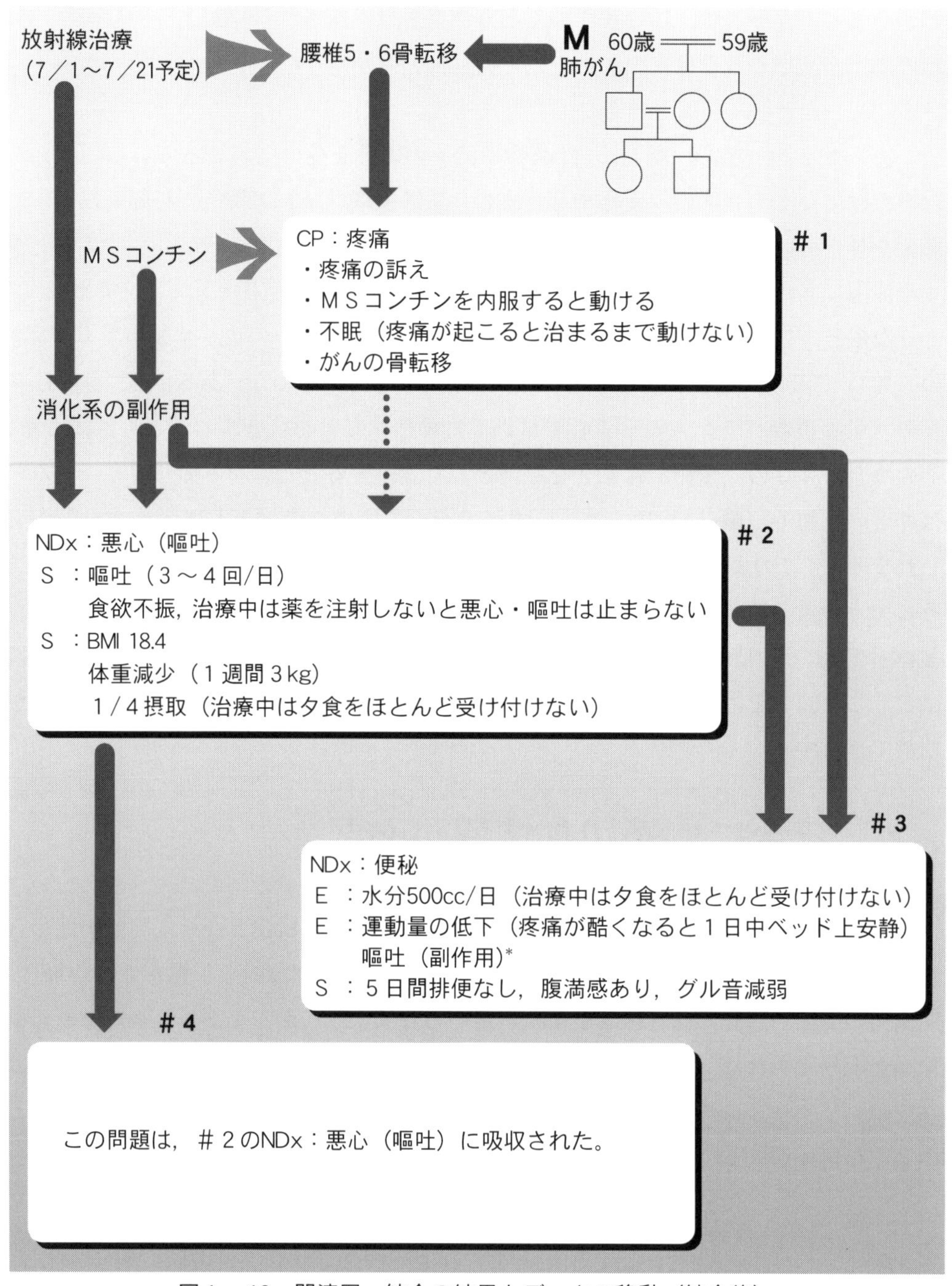

図1－16 関連図～統合の結果とデータの移動（統合後）

＊：原因として，嘔吐（副作用）が加えられる

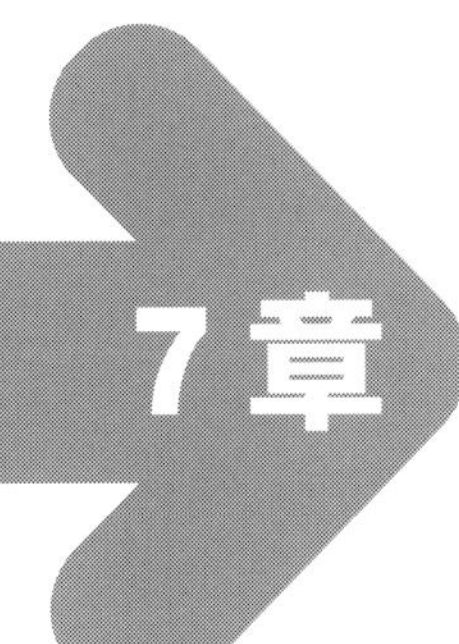

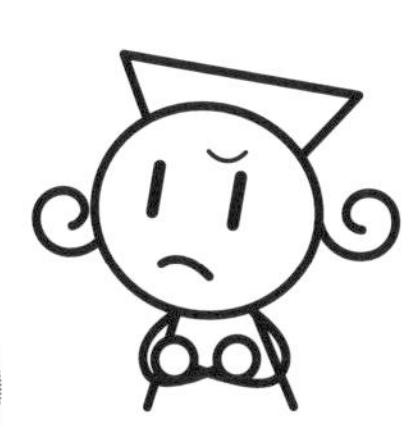

問題の照合

看護者の頭の中で描かれた関連図から看護診断の統合を終えると，今度は最終的な判断をくだすために，再び看護診断された問題をその看護診断の指標や関連因子と照合することになります。しかし，分析の時のようにすべての問題に行う必要はありません。この時の照合の対象になるのは，図1－16で示した看護診断で説明するなら，＃３の〈便秘〉や＃４の〈栄養摂取バランス異常：必要量以下〉を統合した＃２の〈悪心（嘔吐)〉，また＃２の〈悪心（嘔吐)〉を原因とした＃３の〈便秘〉などが対象になります。すなわち，統合によって新たにデータが追加された診断に対して行われるのです。

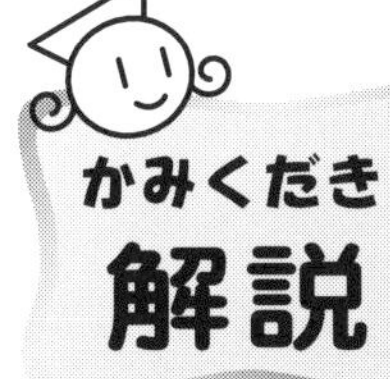

照合

ここでの照合とは，先の分析の段階で行われる照合と同じ操作です。しかし，ここでは，統合された診断にのみ行われるものです。すなわち，統合された結果，「分析」の時点と違った情報がその診断に加わった，あるいは減ったものに関してのみ行われるものです。

8章 看護診断

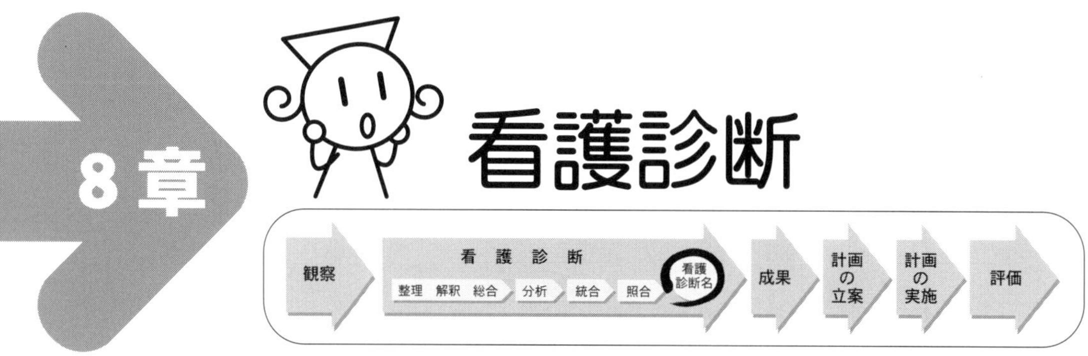

看護診断は，照合の段階を経て，またケースカンファレンスを経てプライマリナースあるいは受け持ち看護師によって決定されます。そして，決定された看護診断は，まず患者と共有するために，その成果と看護治療計画を立ててからしっかりと話し合い，同意を得ることが重要です。患者および家族からの同意は，看護診断に至っていない看護問題，すなわち看護ケアに対するものも同様です。

1．看護診断分類の開発

1）看護診断分類の開発はNANDA-I（NANDAインターナショナル）がリード

看護診断分類はNANDA-Iだけではなく，複数の団体が開発しています。その中でもNANDA-Iは，1973年の第1回看護診断分類会議から約40年を経て，理論的・臨床的検証を試みながら235の看護診断を開発しており，この領域では先駆的な存在になっています。NANDA-Iの看護診断分類は，現在では日本語をはじめとする20以上の異なる言語に翻訳され，世界の多くの看護師が周知しているものです。しかし，医師が用いている疾病に関する診断のように，万国共通というまでは至ってません。

2）看護診断分類はNANDA-Ⅰが発信もと

日本では，いまだに，M. ゴードン女史やカルペニート女史らも看護診断分類を開発していると誤解されている人が少なくありません。しかし，この両名の看護診断に関する出版物も含めて，ほかの多くの出版物の中で提示されている看護診断は，NANDA-Ⅰの看護診断分類がほとんどです。また，複数の出版物の中には，筆者の看護診断の解釈および筆者の臨床的な考えからNANDA-Ⅰ看護診断以外に看護診断を，検証なども経ないで提示しているものもあります。ですから，多くの方々は，別な看護診断と誤解されているかもしれませんが，『NANDA-Ⅰ看護診断定義と分類2021－2023』（医学書院）に示されているような看護診断分類は，すべてNANDA-Ⅰの看護診断分類と考えても誤りではありません。

2．看護診断分類表の見方

まず，2000年から採用されている看護診断分類Ⅱ（タクソノミⅡ）から説明をしましょう。

1）タクソノミⅡについて

『NANDA看護診断：定義と分類2003－2004』（医学書院）では，すでに，タクソノミⅡで看護診断が分類されています。すなわち，NANDA-Iでは，看護診断分類に関して9つの反応パターン（タクソノミⅠ）からタクソノミⅡに改変したのです。

図1－17はその分類法Ⅱを示したものです。この構造は，13の領域（ドメイン）層と47の類（クラス）層，診断概念（ラベル）層に分けられているだけで，従来のような概念構造（上位概念の継承）になっていません。したがって，新しく抽出される看護診断を類似のクラスに格納しやすくなったといえます。

では，例えば「排泄と交換」の「領域」を見てみると，そこには，**図1－18**にあるように，「類」は，泌尿器系機能，消化器系機能，外皮系機能，呼吸機能の4つがあります。これらの「類」は，ほかの「領域」にある「類」と同じように，それぞれ定義があり，その定義に沿って看護診断概念が格納されています。例えば，消化器系の類には運動，下痢と失禁，便秘の診断概念が格納されています。そして，便秘の診断概念の中に〈**便秘**〉〈**便秘**リスク状態〉〈知覚的**便秘**〉の診断が分類されています。したがって，先に述べたように，もしあなたが将来「便」に関する新しい看護診断を抽出することがあったら，その看護診断はこの「類」に収めることが可能となります。

2）タクソノミⅡの多軸について

このタクソノミⅡから，NANDA-Ⅰは，看護診断に関する多軸的デザインを提示してきました。その軸は，1）診断の焦点，2）診断の対象，3）判断，4）部位，5）年齢，6）時間，7）診断の状態の7つです（**図1－19**）。

では，〈**皮膚統合性**障害リスク状態〉を取り上げて，この軸について説明しましょう（**図1－20**）。図にあるように「**皮膚統合性**」が看護診断の焦点（1軸）であり，「障害」が3軸の判断，「リスク状態」が診断の状態の7軸，部位の4軸が「皮膚」ということです。つまり，この看護診断は，1軸と3軸，4軸，7軸をもって看護診断がデザインされているということです。診断の対象（軸）は，診断名の前後に特に「家族」，あるいは「地域」と記述されていないことから，「個人」に対する看護診断と考えることができます。

もう一つの，読者がよく使っていると思われる〈**不安**〉の診断を取り上げてみましょう（**図1－21**）。この診断は，「不安」が看護診断の焦点（1軸）で，診断の状態（7軸）の「実在」を表し，3軸の判断がなくても診断概念の意味を特化していることになる診断です。また，この診断も先の診断と同じく，家族あるいは地域の特定がないので，第2軸の診断の対象は，個人と考えられます。

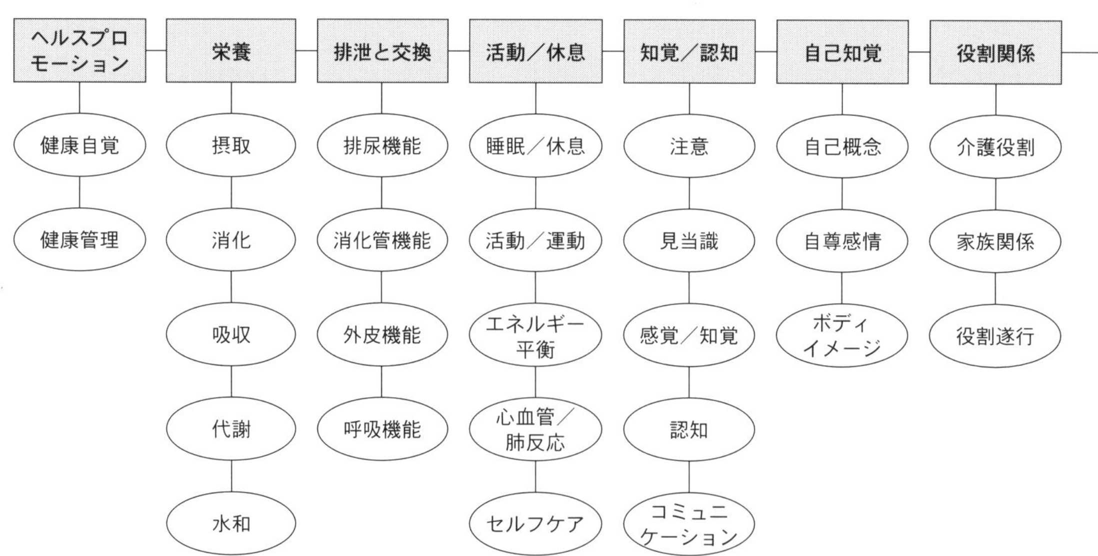

図1－17　NANDA-Ⅰ看護診断分類：タクソノミⅡ
NANDAインターナショナル著：NANDA-Ⅰ看護診断 定義と分類 2021-2023，P.114，医学書院，2021.

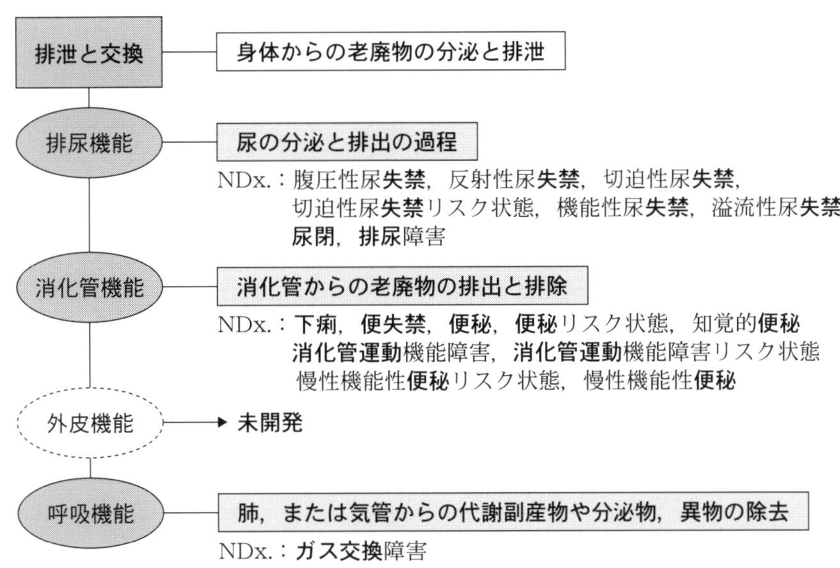

図１－18　NANDA-I 看護診断分類法Ⅱの領域１の類と看護診断名の関係

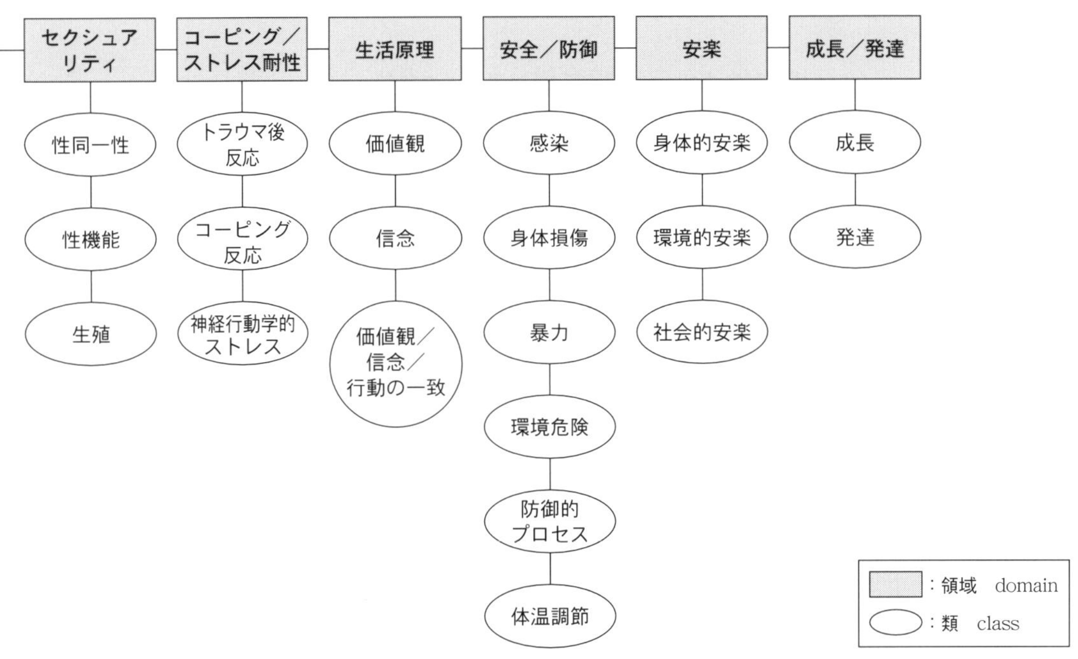

第１軸 診断の焦点	・看護診断の主要な要素（基礎） ・必須の部分，根本である ・診断の焦点は１つ以上の名詞から成ることが多い。ある場合は形容詞（例：スピリチュアル）が診断指概念（スピリチュアルペイン）を表すために，名詞（ペイン）と共に用いられることがある
第２軸 診断の対象	・診断の対象は，看護診断を確定される人（人々）と定義 ・要素は個人，家族，集団，コミュニティ，介護者 ＊診断対象が明確に述べられない場合はデフォルトで個人となる
第３軸 判断	・記述語や修飾語は診断の焦点の意味を限局または指定する判断と定義 ・要素は複雑化，毀損／機能低下，減少，防衛的，不足，遅延，剥奪，機能停止，統合障害，促進，混乱，機能障害，解放的…など
第４軸 部位	・身体の一部／部分またはそれらに関連する機能（組織，器官，解剖学的部分または構造） ・要素は各臓器あるいは部位など
第５軸 年齢	・対象となる人の年齢層を意味する ・要素は胎児，新生児，乳児，小児，青年，成人，高齢者，超高齢者
第６軸 時間	・診断の焦点の期間と定義 ・要素は急性，慢性，間欠的，持続的 ＊急性：３カ月未満の持続　＊慢性：３カ月以上の持続 ＊間欠的：間隔をおいて，定期的に，周期的に停止や再開が起こる ＊持続的：途切れない，停止せずに起こる
第７軸 診断の状態	・プロブレムの実在性または潜在性，あるいはヘルスプロモーション型の診断分類 ・要素は問題焦点型（実在），ヘルスプロモーション，リスク

図１－19　タクソノミⅡと軸

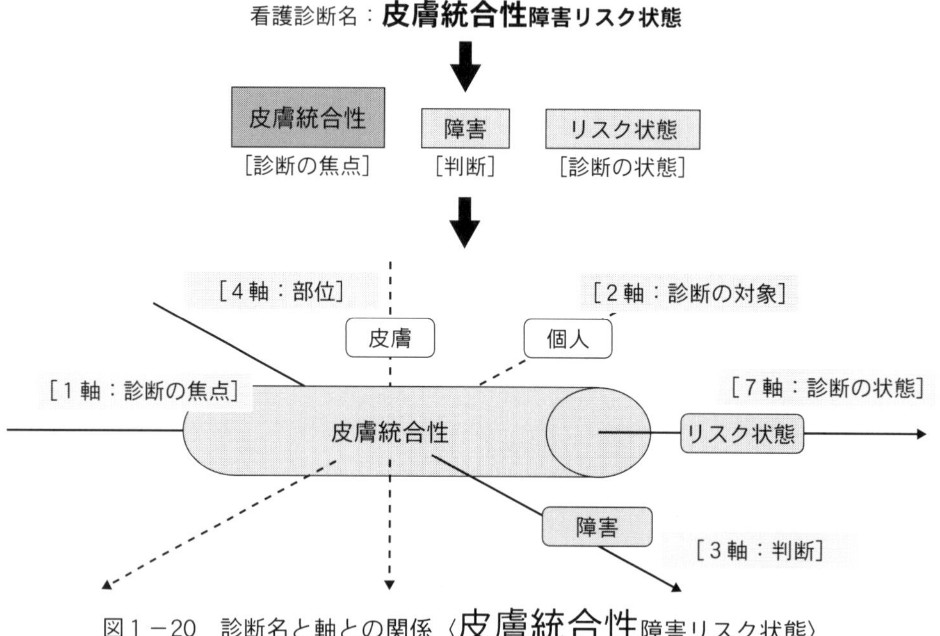

図１－20　診断名と軸との関係〈皮膚統合性障害リスク状態〉

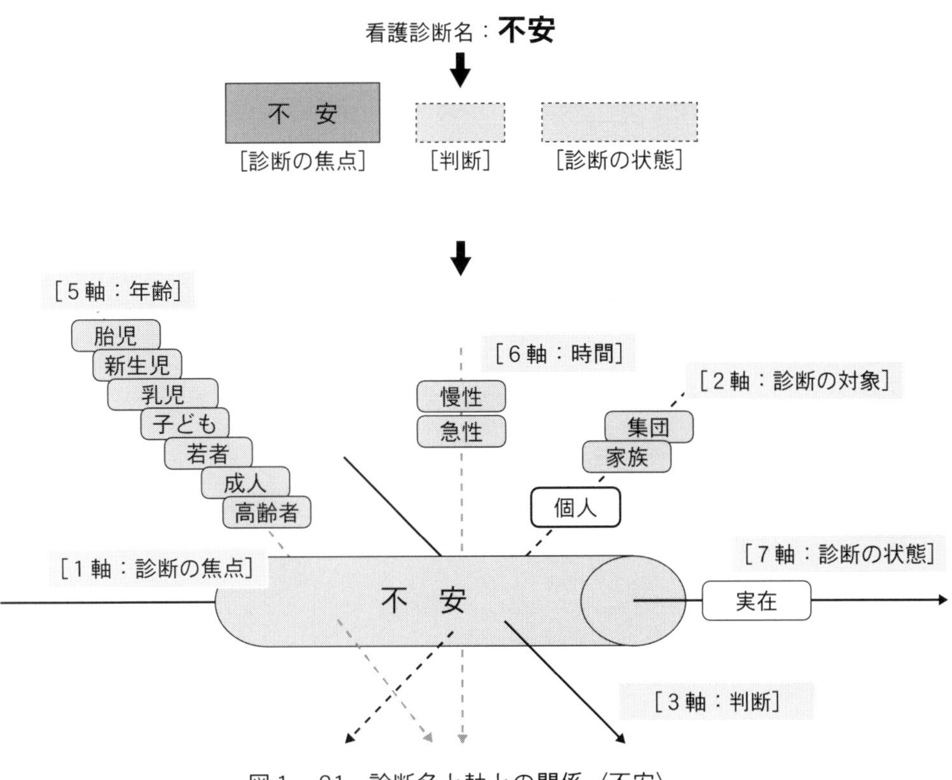

図1－21　診断名と軸との関係〈不安〉

このように既存の看護診断を7つの軸のデザインから見ると，年齢軸に関する研究が進められることが望まれるし，また家族や地域に適応する看護診断の開発が進むことがわれわれの大きな課題であることがわかるでしょう。そうでないと，〈**皮膚統合性障害リスク状態**〉も〈**不安**〉も含めて，生まれた新生児から高齢者までに適応させなくてはならないことになります。それは，これらの診断が使いにくいということを意味しているのです。

といっても，研究，検証を経ないで，自分流，施設流の看護診断を作ることは絶対にやるべきではありません。

3．看護診断の種類

先の軸の説明にもある第7軸の診断の状態には，ヘルスプロモーションとリスク，実在の3つが示されています。それが看護診断の種類（タイプ）であり，3種類あります。一つは，「リスク型」の看護診断で，その特徴は，リスク因子は存在するがまだ病的状態に至っていないステージで示しているものです。リスク因子とは，一般的に70～80％以上の確率で病的状態に至るという高いリスクを意味しています。リスク型診断は，身体的（あるいは生理的）な看護診断に多く見られます。

一方，「実在的」の看護診断は，すでにその病態が顕在化しているために，診断指標（症状・徴候，訴えなど）が実際に出現していることが特徴です。したがって，この看護診断を判断するためには，その診断を証明する診断指標が存在することが不可欠です。

「ヘルスプロモーション型」の看護診断は，「NANDA-I：看護診断定義と分類2007-2008」年版から登場したものです。2012-2014年度版からは，**図1－22**に示したような定義で示されています。そして，従来あった「ウエルネス型」の看護診断を含んでいます。診断名は，従来のウエルネス型の看護診断と同じく，「○○○促進準備状態」表示されているものです。

従来の「ウエルネス型」と「実在型」の看護診断の間には，「実在型」の看護診断で確認された看護診断指標（症状や徴候，訴えなど）が改善に向かっている場合，看護師は，「ウエルネス型」の看護診断に切り替え，看護治療の量を減少し，患者の自主性を支援することになります。しかし，この2007-2008年度版から登場した「ヘルスプロモーション型」の看護診断には，「実在型」の看護診断とそのような関係を持っていないように思われます。

一方，「ヘルスプロモーション型」として登場した看護診断は，あらゆる健康状態において用いられるというものですが，その診断指標の裏づけとなる状態を判断することが非常に困難ということもあり，未熟な看護学生に判断させることは難しいと考えるべきです。

なお，この3種類の看護診断について，またその定義についても，NANDA-Iでは議論を続けている現状です。したがって各国においては，その活用については，それぞれの医療状況や医療法，看護法などを踏まえた上で，「ヘルスプロモーション型」「リスク型」や「実在型」の看護診断の活用について慎重に取り組むべきであると考えます。

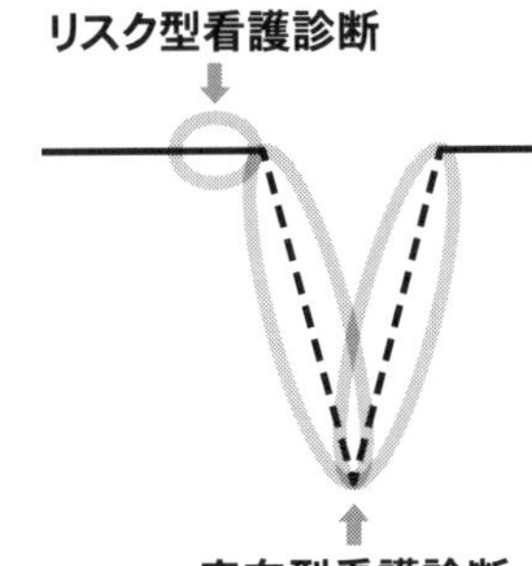

ヘルスプロモーション型看護診断

どのような患者（対象）の健康状態でも使うことができる（「安寧の増大や健康の可能性の実現に関する，個人，家族，集団，地域社会（コミュニティ）の意欲と願望についての臨床判断である。特定の健康行動強化へのレディネスとなって表れる」）。

症状はあるが、いつからアセスメントを開始すればよいのか，いつ評価すればよいのか，何をもって評価するのかなど不明瞭である。

図１－22　３つの看護診断と看護場面の関係

江川隆子編：コンパクト新版 これなら使える看護診断，P. 5，医学書院，2013.より引用，一部変容

４．診断の読み方

看護診断の中には，今までに看護実践の中で使われていたので，やさしいと思われるかもしれませんが，意外や意外に理解することが難しいものがあります。その１つは，実際の患者の訴えや行動，反応をその看護診断の診断指標と照らし合わせることにあります。そのために，まず看護診断の定義をしっかり理解することが大切です。それは，看護診断の定義には，診断指標が現れる範囲を示しているからです。以下に，注意すべき看護診断について述べます。

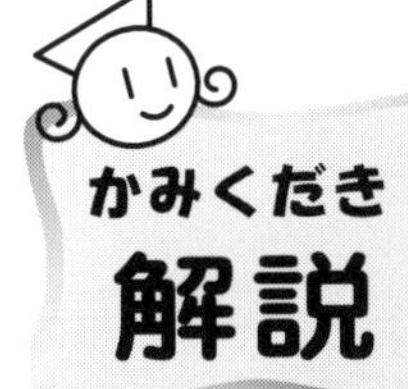

看護診断の種類

①実在する看護診断とは，その症状（S）が出ている診断のことです。関連因子（E）は確認されていることもありますが，ない場合もあります。

②リスクの看護診断とは，危険因子（R）が確認されているが，症状（S）が表れていない状態の診断です。

③ヘルスプロモーション型看護診断とは，患者の熟慮した努力の結果としての安寧の増大や人間の健康の可能性の実現に関する現時点での意欲と願望の診断です。

1）診断には，どの看護現場で使えるものかが示されている

看護診断は，看護診断の多軸の項で述べたように，診断の対象がそれぞれの看護診断に示されています。それが，「個人」「家族」「地域」です。つまり，例えば，〈非効果的健康自主管理〉の看護診断は，患者個人に対する診断ですが，〈非効果的家族健康自主管理〉は，介護をしている家族に対する看護診断です。ということは，最初の診断は，施設でいる患者および地域で療養している患者個人に対してのものですが，後者は，家族に対する看護診断ということになります。つまり，施設内でたまたま患者の介護している家族がいるとしても，その家族には，〈非効果的家族健康自主管理〉はつけるものではないということです。

2）臨床では注意して使ってほしい「看護診断」

慢性疾患患者の「ある状態」としてよく用いられている「非効果的健康自主管理」があります。これも，個人に対する看護診断ですが，原則として臨床（外来以外）では使えないものです。なぜなら，この看護診断の定義に注意してみてください。一般的にいって，入院すると患者は〈非効果的健康自主管理〉は非常に起こりにくくなっているはずです。それは，施設内では医師や看護者，栄養士などがいて，そのような状態を起こさせない環境をつくっているからです。つまり，このつくられた環境は，この看護診断の定義にある「ライフスタイル変化～」と合っていないのです。

だからではないですが，われわれは，患者のこうした問題について，実際患者が持っている状態を退院後のこの患者の治療に対する行動として注目しています。そのために，われわれは多くの時間をこれらの原因となる状態を取り除くために割いているはずです。つまり，NANDA-Iに〈非効果的健康自主管理リスク状態〉の看護診断はありませんが，看護者は，リスク状態の診断に対するように危険因子を取り除くための看護治療をしています。それらの診断指標に対して看護治療をしていないでしょう。ということで，現状ではこの診断をくだすときは，NANDA-Iの「非効果的健康自主管理」の***関連因子を危険因子***として使い判断するしか方法がないのではと考えます（図1－23）。

図1－23において非効果的健康自主管理リスク状態の診断指標に「×」を付けています。その理由は，リスク状態という診断であるため，診断指標が看護師のかかわり（介入）の視点ではないためです。

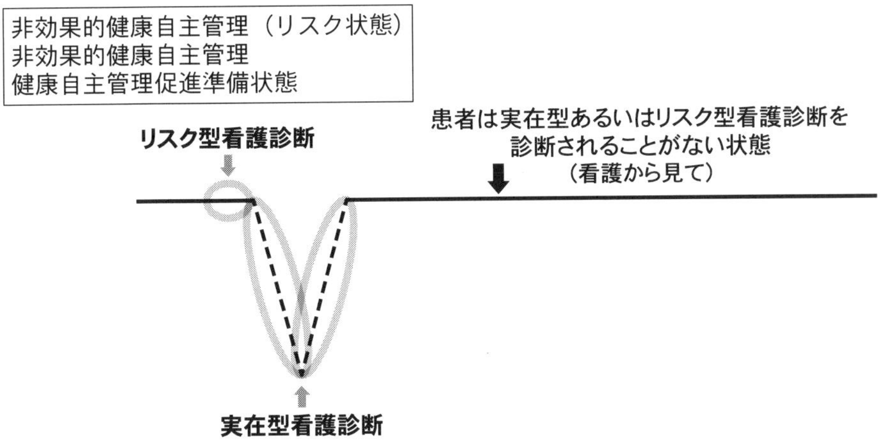

NDx：非効果的健康自主管理（リスク状態）	NDx：非効果的健康自主管理	NDx：健康自主管理促進準備状態
【定義】 慢性疾患を抱えた生活に固有の，症状や治療計画の管理，身体・心理社会・スピリチュアル面への影響の管理，ライフスタイル変化の管理が不十分な状態 【診断指標】 □疾患徴候の悪化 □危険因子を減らす行動がとれない □疾患症状の悪化 □疾患徴候に注意を払わない □疾患の後遺症が現れる □疾患症状に注意を払わない □生活の質（QOL）への不満 □健康目標の達成に向け，日常生活における選択が無効 □医療従事者との予約日に受診しない □治療計画を日常生活に組み込めない 【危険因子】 □複雑な治療計画の管理困難 □複雑な医療制度の上手な利用が困難 □意思決定が困難 （以下省略）	【定義】 慢性疾患を抱えた生活に固有の，症状や治療計画の管理，身体・心理社会・スピリチュアル面への影響の管理，ライフスタイル変化の管理が不十分な状態 【診断指標】 □疾患徴候の悪化 □危険因子を減らす行動がとれない □疾患症状の悪化 □疾患徴候に注意を払わない □疾患の後遺症が現れる □疾患症状に注意を払わない □生活の質（QOL）への不満 □健康目標の達成に向け，日常生活における選択が無効 □医療従事者との予約日に受診しない □治療計画を日常生活に組み込めない 【関連因子】 □複雑な治療計画の管理困難 □複雑な医療制度の上手な利用が困難 □意思決定が困難 （以下省略）	【定義】 慢性疾患を抱えた生活に固有の，症状や治療計画の管理，身体・心理社会・スピリチュアル面への影響の管理，ライフスタイル変化の管理が十分なパターンで，さらに強化可能な状態 【診断指標】 □健康状態受容強化への願望を示す □健康目標の達成に向け，日常生活の選択強化への願望を示す □フォローアップケア順守強化への願望を示す □意思決定強化への願望を示す □日常生活への治療計画組み込み強化への願望を示す □危険因子管理強化への願望を示す □徴候管理強化への願望を示す □症状管理強化への願望を示す □疾病徴候識別強化への願望を示す □疾病症状識別強化への願望を示す □生活の質（QOL）満足度強化への願望を示す

図１－23　非効果的健康自主管理の考え方

3）領域11安全／防御の看護診断にご注意

この領域の看護診断の中でも，特に危険因子を内的あるいは外的因子，環境因子で分けている看護診断には注意をしてください。すなわち，これらの看護診断，例えば，〈身体外傷リスク状態〉〈成人褥瘡リスク状態〉〈組織統合性障害リスク状態〉などです。これらの危険因子，特に外的あるいは環境因子を見るとわかると思いますが，病院の環境ではあってはならない状況が示されています。〈組織統合性障害リスク状態〉の高体温，低体温，介護者の組織統合性の保護についての知識不足，〈身体外傷リスク状態〉の高い位置のベッド，危険物で遊ぶ，滑りやすい床といったものが危険因子として取り上げられています。もし皆さんが，患者のベッドが高いから〈身体外傷リスク状態〉と診断して，実際に患者が足を損傷した場合，看護診断をしておきながら防げなかったととがめられるのでしょうか。いいえ，あなたは，自ら医療過誤を診断して，医療過誤を犯してしまったことになるでしょう。このようなことをしないためには，これらの診断に対しては，そこに示されている外的因子は，患者の安全に対して対策がとられた上で，患者の内的因子が確認されて初めてその看護診断をしなくてはならないのです。

これらの看護診断において，もちろんすべての危険因子が病院の環境を示唆しているのではなく，訪問看護者が訪ねる患者の住んでいる居住や地域環境を指しているものが多いことは理解できるでしょう。すなわち，これらの提示されている危険因子からもこれらの診断が，訪問看護者や保健師によって活用される診断であることが一目瞭然でしょう。

したがって，施設と違って，訪問看護者は，内的および外的危険因子からこれらの看護診断を判断することが重要になってきます。

4）活動／休息領域の「類２」と「類５」の看護診断に注目

（１）身体可動性障害について

この看護診断は，分類Ⅰでは，〈歩行障害〉〈床上移動障害〉〈移乗能力障害〉〈車椅子移動障害〉の上位概念として位置づけられていました。言い換えれば，これらの看護診断の定義や診断指標には，上位概念であった〈身体可動性障害〉の定義や診断指標が具体的な状態で反映されているべきです。しかし，実際には，各々の看護診断の診断指標を見てみると必ずしもそうとは言えません。むしろ，これらの看護診断の診断指標は，看護概念である移乗，歩行，移動，車椅子移動などの行為や動作の量や質の低下を示したものです。このことから，〈身体可動性障害〉の診断は，この４つの看護診断の範囲である行動・行為の強化や質・量の向上の前，つまり動作や行為になる前の状態を診断するものと考えられます。

具体的には，次のものが挙げられます。

ICUや治療による関節の固定などで，関節の可動域が動かなくなった場合。

また，以下のものなどの診断指標に反映されている状態（①～⑦）は，パーキンソン病，関節リウマチ，小脳失調症，舞踏病，多発性硬化症，カタプレシーなどの「疾患」から生じる特定の状態のために移乗，歩行，移動，車椅子移動に制限がある状態として考えて，〈身体可動性障害〉を診断することが可能です。そして，それらの状態が一定の状態（さらなる生活レベルでの向上，強化を必要とする）になった時，〈移乗能力障害〉あるいは〈歩行障害〉〈床上移動障害〉〈車椅子移動障害〉を診断して，その動作の向上，強化のための援助を開始することになるでしょう。

① 日常生活動作（ADL）を実施する際の姿勢の不安定さ
② 限界のある粗大・微細運動技能実施能力
③ 協調しない運動やギクシャクとした運動
④ 歩行の変化
⑤ 反応時間の遅れ
⑥ 遅くなった運動
⑦ 運動因性の振戦

（2）活動領域における看護上の問題（看護診断，看護援助〈ケア〉）の考え方

セルフケア（活動領域）の看護診断とADLケア範囲を，図1－24に示します。

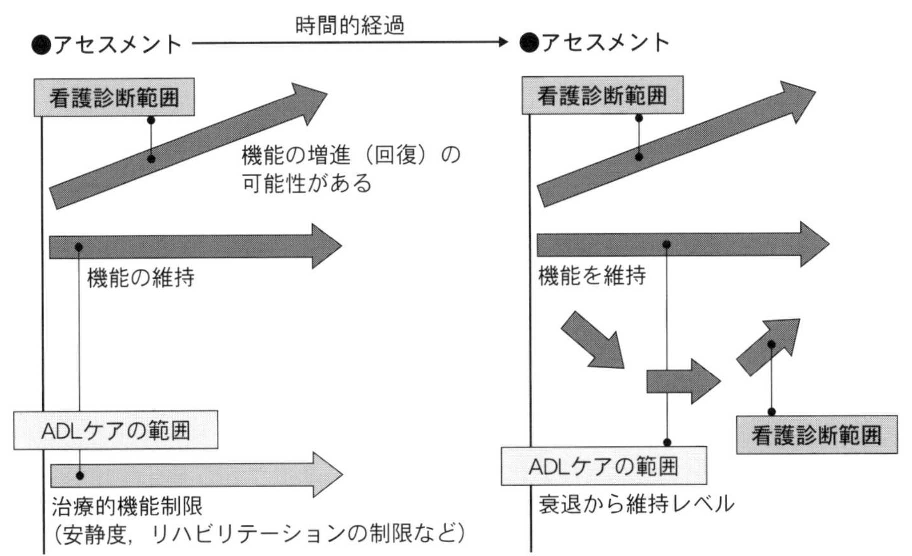

図1－24　活動領域における看護診断とADLケアの範囲

（3）ADLケアに関する考え方

看護援助は図1－25に示されているように，医療問題に対する看護援助，看護診断に対する看護治療技術を用いた看護援助，ADLケアに対する看護ケア技術を用いた看護援助の総称です。同じように，看護上の問題も看護診断とADLケアの総称と考えています。

したがって，分類Ⅱの活動／休息の領域の類2（活動／運動）と類5（セルフケア）に分類されている，身体可動性障害，床上移動障害，移乗能力障害，歩行障害，更衣セルフケア不足，摂食セルフケア不足，入浴セルフケア不足，排泄セルフケア不足は，医療制限（安静など）や疼痛，疲労感などで患者自身が実施できても禁止されている状態，あるいは，困難である場合は，ADLケアとして扱われるものです。すなわち，患者の日常生活行動（ADL）に対する問題は，ADLケアとして考えられ，看護ケア技術を用いて患者の援助に当たるものです。

しかしながら，この8つの看護診断のみが診断される場合とされない場合があるのです。したがって，患者に診断指標にある症状が出ている時は，看護診断されます。したがって，看護援助は，看護治療（リハビリテーション技術）をもって援助されます。もちろんこの場合は，医師から「リハビリテーション」の指示がされており，理学療法士も同じようにこのリハビリテーションを行っていると考えます。

これら8つの看護診断についての考え方を図1－25に示しています。活動領域のADLを診断する場合は，看護師が行う訓練（看護治療）とADLケアが実施されます。一方，診断をしない場合は看護師によって行われる訓練はなく，不足しているADLに関する介助が実施されることになります。このADLの援助に関しては，図1－25の右側に示したように，看護師が行うものがあります。

5．共同問題への対応

共同問題は，医師と共有し，患者の状態を改善するために用いられる診断名です。これはカルペニートの「看護診断ハンドブック」の中で，「二重焦点臨床モデル」を

共同問題（CP）

問題の原因が直接疾病や治療であり，その状態は看護援助技術だけでは改善が望めないものを指します。
ただし，共同問題と診断され，医療処置が指示された場合，その医療処置を実践するのは看護師です。

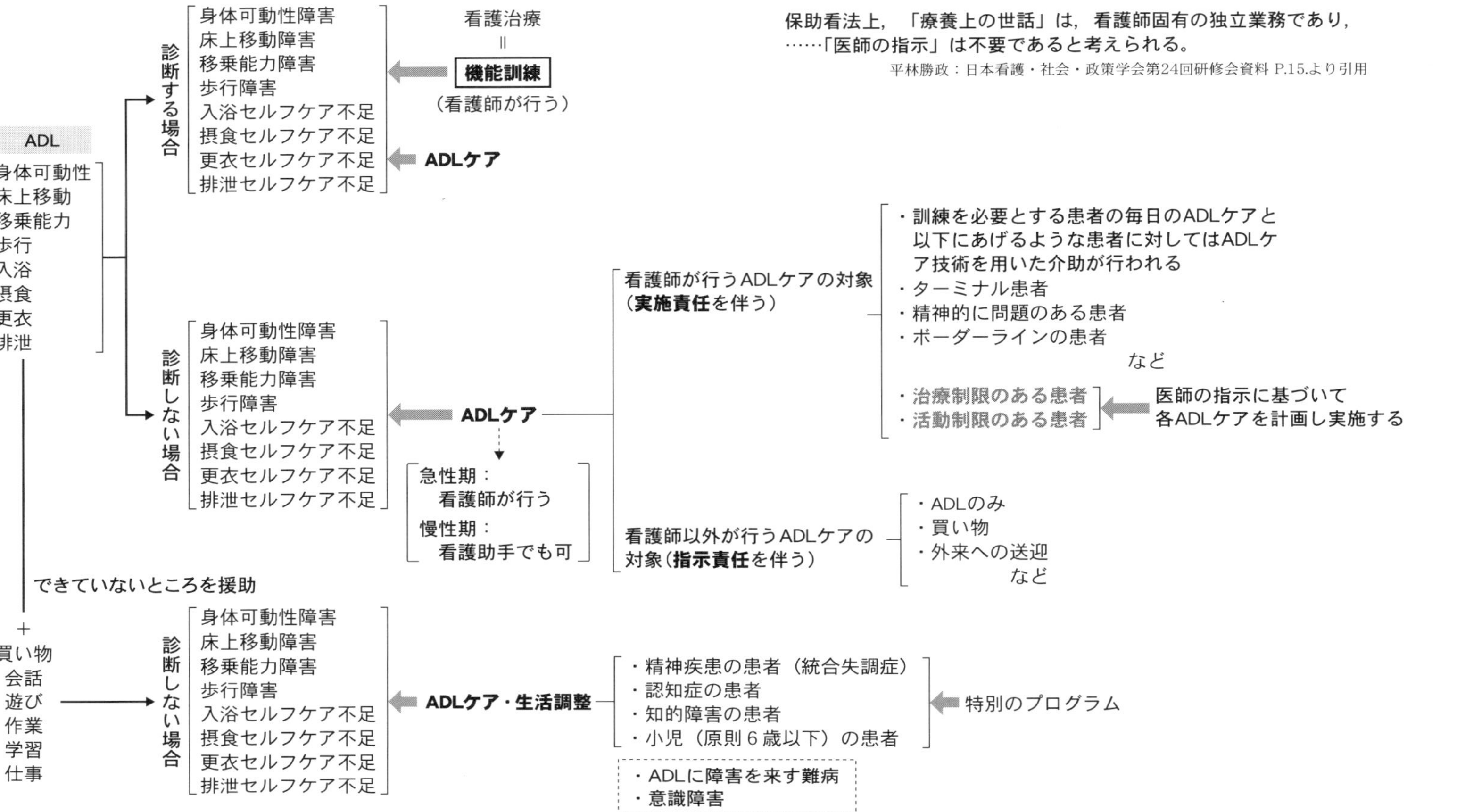

図1－25　ADLに対する看護診断とADLケア

江川隆子編：コンパクト新版 これなら使える看護診断，P.102，医学書院，2013.より引用，一部改編

表１－５　共同問題の例

医療状況	共同問題
留置カテーテル	感染
麻酔の侵襲	肺合併症
	心停止
	不整脈
末梢ルート	静脈炎
	出血　etc.

用いて示しているものです。NANDA-Iの看護診断分類では，生理的看護診断の部分でこの概念に当てはまるものが多くあると考えられます。特に，交換パターンの「循環の変調」や「酸素化の変調」にある看護診断は，患者の「状態」によっては「共同問題」として取り扱う方がよいように思われるものです。共同問題として取り扱われる状態の基準には，直接原因が病気や治療である，看護治療ではその状態を改善するには効率が悪いといった２つがあります。ここで言う看護治療とは看護治療技術であり，医師が処方した注射や処置を看護者が行う医療技術を用いた看護ケアは含んでいません。その共同問題の例を**表１－５**に示しましたが，この状態は，必ずしも潜在的合併症だけでなく，実際に生じている合併症も含まれています。

術前に行っている呼吸訓練や排痰訓練には，どのような問題があるのでしょうか。これらは，麻酔侵襲による術後の肺合併症の予防目的のために行われるものです。麻酔侵襲は医療ですので，看護者がこれをどうこうすることはできません。ですから，「術後の肺合併症」は共同問題として取り上げられることになるでしょう。しかしながら，医師の指示である呼吸訓練や排痰訓練を実際に患者に対して指導をするのは看護者です。ということで，問題で領域を分けるというより，看護援助範囲を軸に見ると，**図１－26**にあるように共同問題というより医療問題として考えるのもいいのではと考えます。

6．看護診断の記述

看護診断の記述方法には，次の２つの種類があります。１つは，水分摂取（500cc/日）に関連した「便秘」といった，原因句と診断句を「関連した」という動詞で結ぶものです。これは簡潔で明瞭ですが，診断をした根拠になる徴候（S）が記述されない欠点があります。もう１つは，以下のように関連因子として徴候症状を記述する仕方です。

> **看護診断（NDx.）便秘**
> E：水分摂取量の不足（500cc/日）
> S：排便5日間なし腹満感あり，グル音減弱あり，主食・副食の摂取量が2日前より1/4程度に減少

この記述方法は，次に続く成果や看護治療計画に非常に影響を与えます。

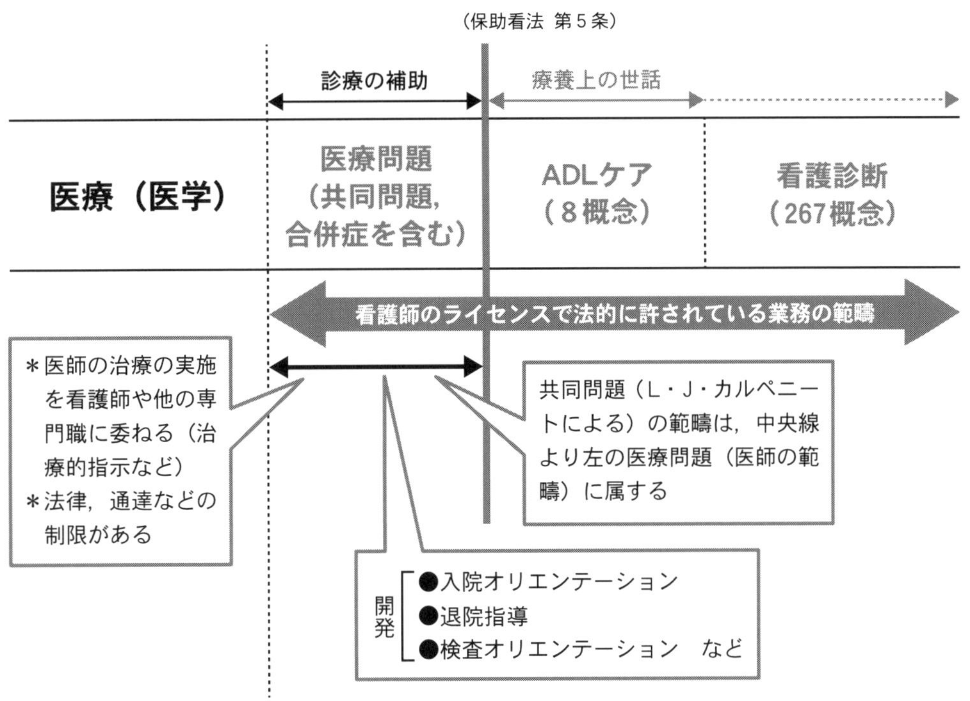

図1－26　看護師が実践する看護援助の範囲

江川隆子編：コンパクト新版 これなら使える看護診断，P. 2，医学書院，2013.より引用，一部改変

7．看護診断の優先順位の決定

看護診断の優先順位の決定には原則はありませんが，次のようなことが決定の考慮になるでしょう。まず，診断の種類に関しては，「実在する」看護診断が「リスク状態」の看護診断より優先されます。また，患者の生理的な問題や安寧を妨げるような状態は優先的にケアされます。したがって，身体的な看護診断，例えば〈急性疼痛〉〈セルフケア不足〉などが，心理あるいは社会的な看護診断である〈不安〉〈ボディイメージ混乱〉などより優先されるでしょう。しかしながら，安寧という点から不安のレベルによっては，セルフケア不足より優先されることもあるでしょう。この優先順位を判断するヒント

は，統合（関連図）の思考にも一つのヒントがあります。それは，第6章の**図1－16**（P.44参照）を例にとってみると，ここでの「嘔吐」か「便秘」ということになった場合，「悪心（嘔吐）」が「便秘」より優先順位が高いと考えられます。それは「悪心（嘔吐）」が解決できれば，「栄養不足」やこの「便秘」さえも解決できるからです。

共同問題（医療問題）に関しては，緊急性あるいは患者の生命を左右する状態や状況を診断していることから，どのような診断よりも優先されることが多いでしょう。

8. 診断されなかった問題の処理

看護診断過程に挙がってきた看護を必要とする問題が，すべて看護診断として抽出されるとは限りません。では，看護専門家が推論した問題でありながら診断までたどり着けなかった問題は，どのように処理するのでしょうか。その場合，看護診断と判断するまで看護師は持続的にアセスメントする必要があります。

一方，ある看護を必要とする問題は，看護診断する状態ではないが，気にかかるので口頭でチームメンバーへ伝達するという手段がとられます。また，術前の「不安」などは，程度によって，診断しないで，術前のオリエンテーションの中に「不安の援助」を追加して，少し話し合うといったことで解決することができるでしょう。同じように，例えば患者が左足骨折の処置である牽引による運動不足が原因で「便秘」になったとしても，「便秘」と診断する前に水分量を2,000cc以上を3日間と看護計画に記載し，繊維性の食品については栄養士および家族と話し合って増すように依頼する。また，面接の時から落ち着きがない80歳の糖尿病の患者に対しては，「不安」などと診断する前に，何回かに分けて病院のこと，スタッフのこと，今日から行う治療について説明することを話します。そして，準夜勤にもそのことを伝えるといったことをするかもしれません。このように，診断されなかった問題は，状況によって看護ケアが行われることになるでしょう。

看護診断の優先順位

この決め方には明確な原則はありませんが，

①実在する看護診断，

②患者の安寧を妨げるような診断，

③"統合"のところで説明しましたように，より多くの診断を統合した診断，（1つの診断を解決することでより多くの診断が解決されるから）

以上のようなものが，挙げられるでしょう。

※共同問題は，緊急性あるいは生命を左右する状態からどの看護診断よりも優先されることが多いでしょう。

9章　成果

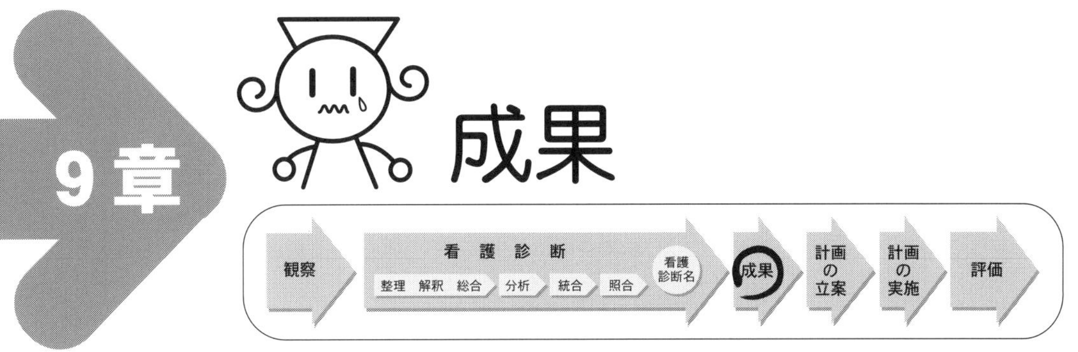

看護実践で用いられる「目標」に関する用語は，時代と共に，また使用目的に従って変化しています。

看護診断が導入されてからは，期待される結果（expected outcome）が，診断に対する目標用語としてよく用いられるようになっています。さらに，成果中心型の現在では，「成果」として用いられています。この「期待される結果」および「成果」の主語は患者です。そして，そのねらいは，看護診断された状態（症状や関連因子を含む）が看護治療によって改善あるいは除去された結果の患者の状態を指しています。

1．成果の記述上の基準

成果の記述に関しては，医療教育で用いられている「ルンバの法則」が有名です。これは，Real Understandable Measurable Behavioral Achievableの頭文字を取ってRUMBAと呼び，目標および成果を立てる時の基準として親しまれています。看護診断に対する成果も，この法則が基準になっています。ルンバの法則では，成果は「どんな場合でも現実的であること」「誰もが理解できること」「測定ができること」「具体的な行動を書き表すこと」，そして「到達が可能なこと」がその記述の条件なのです。

目標

Real　（現実的な） Understandable　（理解可能な） Measurable　（測定可能な） Behavioral　（行動表現的に） Achievable　（達成可能な）	RUMBA（ルンバ）の法則を用いる。

2．看護診断と成果との関係

観察は看護診断の要であり，看護診断は看護治療の要になります。言い換えれば，看護診断の次の過程である「成果」「看護治療」の援助計画および実施・評価を左右するものです。ということは，成果は診断された内容と密接な関係があるということになります。つまり，その看護診断の診断指標（徴候），関連因子を取り除くあるいは改善するために，それらが成果の目的になるということです。**表1－6**は，特に心理的診断におけるそうした関係を示したものです。

3．看護診断の種類と成果

成果の立て方は，診断の種類によって多少異なります。つまり，**表1－7**に示しているように，看護診断でも実在する看護診断とリスク看護診断とでは，その成果の表現方法が違うのです。

実在する看護診断は，まず「～が軽減する」あるいは「消失する」といった表現をしてから，その状態を「排便が１日１回になる」といったように詳しく説明します。つまり，実在する看護診断の場合は，その根拠となった徴候や原因が，その問題が解消された時にどのようになっているのかを明記するのが基本的な成果の表現の仕方なのです。そこで，**表1－7**に実在する看護診断の成果は，その診断の徴候や原因が成果に記述の中に含まれています。しかし，成果を立てる時に悩んでしまうのが，感情や自己概念に関する看護診断の成果です。頻繁に用いられる「不安」もその１つです。

表1－6　看護診断と成果の関係

診　断	成　果
看護診断：移乗能力障害 関連因子（E）： ・右半身の運動・感覚麻痺 ・徒手筋力テスト（MMT２） 徴候（S）： ・手を放して立位を保つことができない ・体重移動ができない	期待される結果： 1．手を放して自力で立位を保つことができる or 1．自力で体重移動することができる 2．MMTが３になる

表１－７　成果・目標の表現方法の違い

看護診断の種類	成　果
７／１ **実在する診断** NDx：便秘 E：水分摂取量の不足（500cc／日） S：排便５日間なし，腹満感あり グル音減弱，主食・副食の摂取量が２日前より１／４程度に減少	・７／１の夕方までに排便がある ・便秘が解消することを以下の状態で示す（７月７日までに） ①排便がもとの１日１回に戻る ②水分摂取量1,500cc以上／日になる ③排便に随伴する症状が消失する（腹満感，グル音の減弱）など
７／１ **リスク状態の診断** NDx：皮膚統合性障害リスク状態（仙骨部） R：寝たきり状態 → BMI 33（肥満度２度）→	 ・１日３回車椅子に座るようになる（７／14までに） ・体重の減少（－５kg）（９／１までに）
７／１ **共同問題** （血小板減少による） CP：出血	（　なし　） ＊医師の責任範囲
看護援助（ケア）	**目　標**
右人工膝関節置換術予定 **NC　セルフケア不足（全般）** ：治療によるベッド上安静	・セルフケア（全般）に関して実施（安静の指示に基づく）

（図中の矢印：E → ②，S → ①，S → ③）

不安の場合，成果として「患者の〜や〜に対する不安が軽減する」とよく書いています。これでは，不安の軽減をどこで測定したらよいのかわかりません。そこで，その測定する状態として，不安の診断の根拠になっていた徴候を用いることが必要になります。たとえば，もしその不安の徴候がイライラ，神経質で頻回な質問，不安や不眠の訴えであった場合，不安が軽減したことを，

①イライラや神経質で頻回な質問が減少する，

②不安や不眠の訴えがなくなる，

というように表現した方がより測定しやすくなるはずです。ところが，同じこの診断に対して看護者は「患者が不安を表出するようになる」，というような成果を立てることがあります。この表現は患者が主語で，「表出する」も測定できる動詞を用いていることから，成果の表現としては正しいのですが，この患者の不安の診断に対するものとしては不自然です。なぜなら，この患者は不安の訴えをしているからです。す

なわち，もしこのような表現を成果に用いるというなら，その不安の根拠となった徴候に，患者が不安の訴えをしないで黙って悩んでいるといったものが含まれている時です。もちろん，「不安の表出」をうながすという援助は，こうした心理的看護診断や看護問題においては，非常に重要なものであり，かつよく用いられている援助の1つです。

一方，リスク状態の看護診断では，まずその危険因子がどのように解消されるかを記述することが成果になります。

また，共同問題（医療問題）に関しては，あくまでも医師にその判断についての責任がありますから，一般的に看護師は成果を立てません。しかしながら，このことに関して看護師も観察や援助を担当する部分ですので，頭の中で「〜が起こらない」と思いながら援助を担当するには何の問題もないでしょう。

リスク状態の看護診断に「危険あるいは，合併症を早期に発見する」といったような表現の成果をみることがあります。看護診断に対する成果は，患者が主語ですので，ICUや手術直後の患者に対する成果の記載としても非常に不自然です。

4. 成果の時間割設定

成果には時間割設定が必要です。しかしながら，ある看護診断とある看護治療との関係，またある看護問題とある看護ケアとの関係について，研究検証が十分にされていません。したがって，成果の到達を評価のするための時間割の設定が難しいというのが現状です。

ですから，この時間割については，看護師の経験に頼るところがかなりあります。一般的には，患者の身体的および精神的な能力，年齢，過去の経験などと看護者のケア能力および患者の能力（患者の強みなど）が加味されて決定されるのが，残念ながら一般的です。

診断の先輩である医師の治療成果には,時間の設定が可能なものがかなりあります。それは，さまざまな基礎研究や臨床研究によって，また発生機序の解明や薬物などの

共同問題の成果（目標）

共同問題の成果は原則として医師が立てるものです。看護ではその目的に沿って，OP（観察）の項に詳しい観察項目を記載します。

治療効果が明らかになっているからです。そこで，看護もこうした医療の検証や研究を用いることで，身体的な看護診断（便秘，尿失禁，栄養摂取バランス異常：必要以下，嚥下障害など）に対する成果の時間設定がより可能になります。

看護においても今後，看護診断と看護治療の関係に関する研究が重点的に行われていけば，近い将来，成果のための時間割（設定）の判断がより科学的なものになるでしょう。

5．ADLケアと目標との関係

看護診断と成果の関係について述べてきましたが，ADLケアと目標の関係はどうなるのでしょうか。

ここで言っているADLケアは，治療制限や病状のためのセルフケア不足や運動制限といった状況におけるものもADLケアとしてとらえています。P.62の「8．診断されなかった問題の処理」項で述べているような「不安」の状態は，症状はあるが，看護診断と判断される状態でないと判断されたものです。言い換えれば，それらの症状は，十分にその問題の症状あるいは関連因子として分析できないほどのものであるとの理解です。では，これらのADLケアの目標は，どのように表現すべきでしょうか。例えば，術前の〈不安〉と考えられるが，症状は看護診断指標に示された状態ではないものは，術前オリエンテーションの中でケアするということになるでしょう。

一方，**表1－7**では治療制限のためのベッド上安静に対するセルフケア不足には，全面介助あるいは部分介助として実施（期日の設定は治療方針あるいは安静の指示に

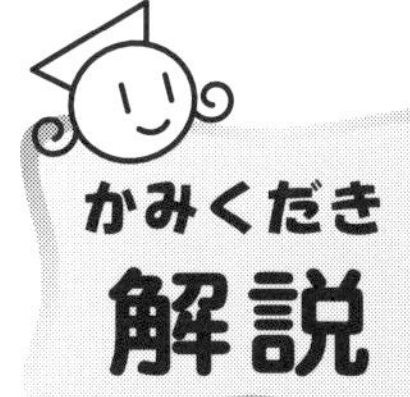

成果の個別性とは

①看護診断に対する個別性とは，成果日の設定です。ですから，同じ看護診断，しかも同じ症状や関連因子であった場合は，成果の表現は同じであっても不思議ではありません。

②成果は，例えば，**表1－7**にあるように〈便秘〉の診断などは，まず排便をさせることが先決です。さらに，立案された複数の成果から，最もその看護診断が解消される根拠となるべきものを選択する必要が臨床ではあります。一方，学生は，成果の上げ方を練習しているので確定された看護診断のすべての診断指標や関連因子を用いて成果を挙げさせています。卒業後は，このことに注意して成果を立て，選択してください。

基づく）と記載されると考えます。

このように，ADLケアの目標の主語は看護師になります。

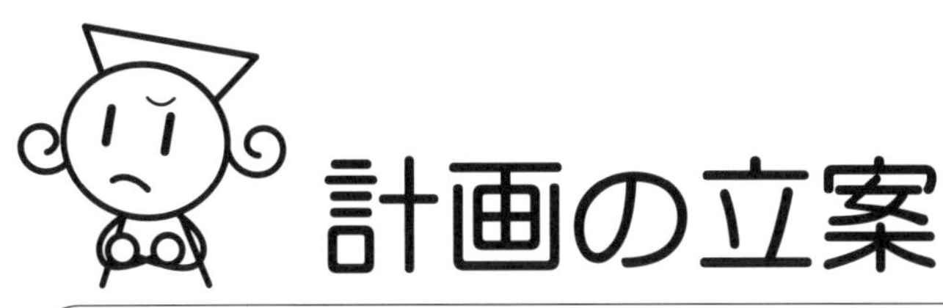

計画の立案

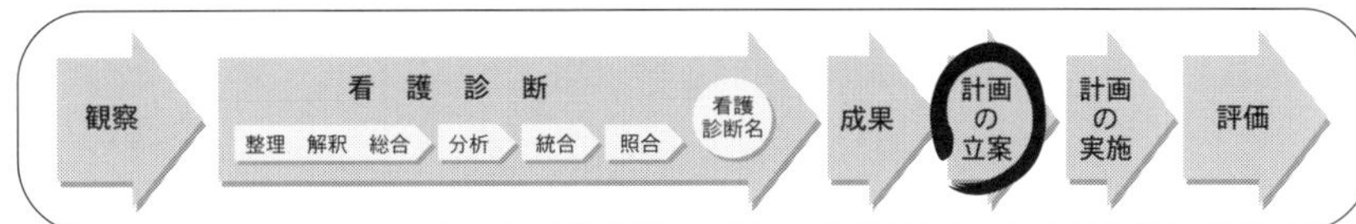

看護計画の立案は，診断に対する成果が定められると同時に，その成果を達成するために立てられるものです。そして，診断の項でも述べましたが，実際には，この段階で患者やその家族に対して，看護診断と成果，看護治療について，またADLケアも含めてインフォームドコンセントを行い，同意を得ることが大切です。

1．看護計画

看護計画には，看護治療計画とADLケア計画の2つが考えられます。

看護治療計画とは，看護診断の原因，関連因子（E）や徴候（S）を取り除くために立てられます。しかしながら，看護診断概念が臨床に導入されてまだ日が浅いため，それぞれの看護診断に対する「特定の看護治療」の開発が間に合っていないのが現実です。そこで「便秘」や「不眠」といった身体的な看護診断に対しては，生理学や病理学を活用して（その機序を参考にして），便秘に対しては水分摂取や食事内容の工夫を，また不眠に対しては運動あるいは室温や枕の工夫といった治療計画を立てます。

「不安」や「治療に対する非効果的健康自主管理（リスク？）」などの認知的な看護診断に対しては，不安の理論や学習理論あるいは保健信念モデルなどの理論を用いて（実際は，その発生機序を参考にして），傾聴，あるいは話し合う，サポートシステムを強化するといった計画を立てるでしょう（**表１－８**）。

現在，アイオワ大学を中心とした研究グループが，看護介入（看護治療およびADLケア）と看護成果の開発に積極的に取り組んでいます。日本でも，その成果である介入分類（NIC）と成果分類（NOC）が紹介されています。これらの最も優れている点は，看護診断と整合性を持たせようとしていることです。といっても，それぞれの看護治療やケアは，従来の看護援助を文献レビューから抽出し，論理的検証がなされたものです。ですから今後は，それらの臨床的検証が必要であると考えられてい

表1－8　看護計画の例

期待される患者の結果（成果）	看護行為	理論的根拠
1．退院（3週間）までにインスリンの自己注射ができる	1．学習に対する準備状態を査定する a．患者の訴えを傾聴する b．インスリン治療について話し合う	1．学習の疎外因子には不安や悲嘆などがある。そのための準備として，Bさんの動揺を鎮める（学習論）
2．看護師と一緒に次のことを話し，実演できる		2．学習に応じて，低レベルから，あるいは簡単なものから複雑なものへ進めるとわかりやすい（学習論）
1）自分の使用するインスリンの名前と持続時間をリストできる	2－1）インスリンの名前，持続効果について看護師と話し合う	
2）低血糖の症状とその対処をリストできる	2－2）インスリンの副作用とその対処について看護師と話し合う	
3）インスリン注射の部位をリストできる	2－3）看護師とインスリン注射部位の変更について，画像を用いて話し合う	2－3）効果的なコミュニケーションと反復学習，視覚素材で学習を促進する（学習論）
4）インスリン注射の実演ができる など	2－4）看護師は注射の注意事項と共に，注射の実演を見せる	2－3）いくつかの部位を変えることでインスリンの吸収を促す（解剖生理学）

江川隆子：事例で学ぶ看護過程，P.41，照林社，1996.

ます。看護が専門性をより強調するためには，それぞれの看護診断に対する的確な看護治療技術を開発することが必要ではないでしょうか。

一方，ADLケア計画とは，ADLケアに対する計画です。このADLケアには，成果の項で述べたような，ベッド上安静のためのセルフケア不足（全面介助）に対する看護者の援助です。したがって，どの徴候や原因をとるためというものでないために，標準的（例えば，全面介助・部分介助，みまもりといった）看護援助を立案します。この種の看護援助は，看護治療に比べて多いです。将来，この看護援助から，研究検証によって看護治療へ移行するものも出てくるでしょう。

2．看護計画の書き方

看護治療計画は，観察（OP）と直接援助，処置（TP）および教育的援助（EP）に分けられています。この看護計画は，それぞれの看護診断の成果と密接な関係にあります。特に，OPは成果を観察することが中心になります。表１－９は看護診断と成果，看護計画との関係を例で示したものです。

こうした計画はプライマリナースや受け持ちナースが立てるものですが，この計画の実施にはほかのチームメンバーも含まれます。そこで，計画は簡潔に，そして誰でもがわかるように記載されるべきです。例えば，その援助は誰が（Who），何を（What），いつ（When），どこで（Where）行うか，また注意事項や一貫させることは何かなど，はっきりと明瞭に記述する必要があります。

一方，ADLケアに対する計画も，観察（OP）と直接援助，処置（TP）および教育的援助（EP）を含んでいます。しかし，看護診断のように成果と密接な関係はありません。また，場合によっては，表１－９にあるように標準的な計画が立てられることが少なくありません。

3．看護治療の決定

前述したように，看護診断に対する看護治療（援助）技術やアプローチは，まだまだ一般論的なものであったり，ほかの学問領域からの借り物が多いのが現状です。しかしながら，そうした援助方法でも，設定された成果に到達する見込みの高い援助である必要があります。

看護過程の中で，介入の選択に「数値」を示して述べたのはカリスタ・ロイです。ロイは彼女の適応理論の中で，最初に援助行為の対象になるのは焦点刺激，つまり原因と主張しています。例えば，〈便秘〉の診断に対しては原因である水分摂取量の低下，あるいは運動不足の援助に視点を置くことになります。水分摂取はこの便秘に対しては4割の効果と判断されています。ところが，この患者が骨折で牽引している場合は，ベッドでのリハビリは便秘の改善に対して7割の効率が考えられるとしても，一方で骨折部への負担が9割存在すると考えられる場合，効率の低い水分摂取への援助を主にして，「ベッド上のリハビリ」は避けるべきだと判断されるでしょう。

このように，援助を数値で表現して，成果を達成するための効率の高い，しかも患者への負担が少ない看護治療（援助）を決定します。ここでも，観察された患者の

表1－9 看護診断と成果，治療看護計画の関係

看護診断	成　果	治療看護計画
7／1 1．NDx：便秘 E：水分摂取量の低下（500cc/日） 運動量の低下 S：5日間排便なし 腹満感あり グル音減弱	1．7／1夕方までに排便がある 2．便秘が解消したことを以下の状態で示す ①水分摂取量1,500cc以上/日（7／8までに） ②排便回数が入院前の1日1回に戻る（7／14までに） ③排便が1回夕方（7／1）までにある ④便秘に関する随伴症状が消失する（7／3～4以内）	1－1 OP： ①排便の有無 ②水分摂取量 ③排便に関する随伴症状の有無 TP／EP ①水分摂取への支援 －例－ ・ベッドサイドに患者好みの水分を置く ・記録するように指導 ・ナースエイドに水分摂取を1日3回は勧めるように指示 ②食事内容の検討を栄養士と家族と一緒に行う　など
2．NDx：皮膚統合性障害リスク状態 R：寝たきり状態 BMI 33（肥満度2度）	2．①1日3回は車椅子に座る ②1日3回側臥位になる ③体重の減少（－5kg）（9／1までに）	2－1 OP： ①仙骨部のアセスメント ②体重（朝食前） ③体位変換の状態 ④車椅子への移動の回数 TP/EP ①車椅子への移動を促し，援助する ②体位変換×3（患者にも指導する） ③病院食以外は食べないよう患者・家族に指導する ④仙骨部の清潔，乾燥　など
3．共同問題（血小板減少） CP：出血 or 医療	（　なし　）	3－1 OP： ①出血の程度，特に皮膚の点状出血 ②Ht，血小板凝固時間値のチェック TP： ①指示に従って，血小板の投与などを実施する ②柔らかな布を用いて清拭する ③出血しやすいので，柔らかな歯ブラシの使用を勧める×2回
看護問題	**目　標**	**看護ケア計画**
2／2 NC： セルフケア不足（全般） 治療によるベッド上安静	・セルフケア（全般）に関して全面介助（ベッド上安静の指示に基づく）	TP セルフケア（全般）の全面介助 食事（捕食）・更衣・整容：体調次第では，一部介助としても可

「強み，弱み」を考慮した援助内容を計画するべきです。例えば，普段でも水分摂取が少ない患者だけれども，ジュース類以外なら１日に2,000ccは飲むという意思を示した場合，この意思はこの患者の「強み」であり，水分摂取量を上げようとする援助にプラスに働くでしょう。

注）〈便秘〉の診断をした場合，**表１－９**のような成果および計画を立案します。ただし，これらを実践し，評価するにあたっては，最初に便を排出させるための医療的処置などを行い，一度便を排出させてから，その後の患者の状態を実践の中で評価していくことが必要です。

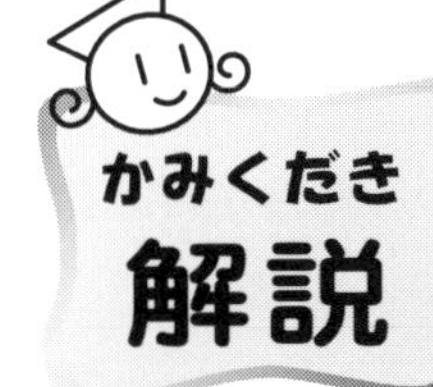

看護治療

看護治療においても，看護診断が同じで，しかも症状や原因が同じである場合，成果も同じなら，看護計画（看護治療）も同じであっておかしくありません。このような中で，その患者の援助における個別性とは，誰が，誰に対して，またいつどこで，どれくらいの時間，実施するかといった違いにあります。

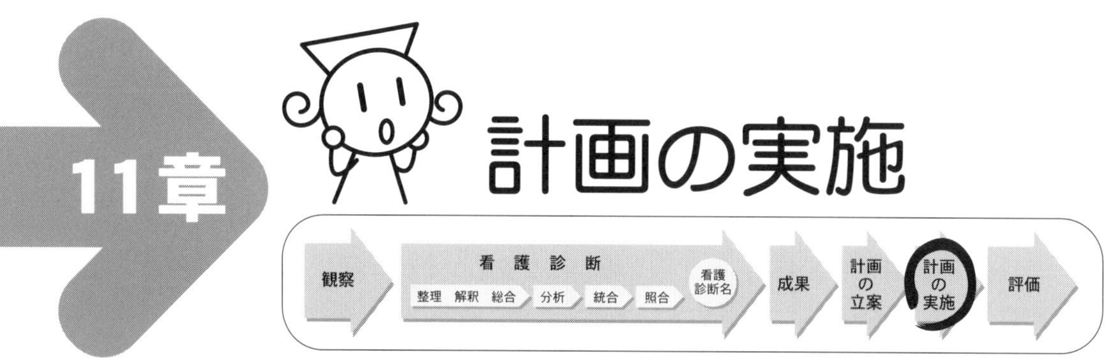

計画の実施

実際に看護治療やADLケアを実施し，患者の看護診断や看護上の問題を解決することは看護の究極の目的です。実施は，明確に示された看護計画に沿って実施することです。

1. 看護記録

看護計画の実施に関する記録には，実施に関する記録だけでなく，看護診断に対する実施の評価や観察の継続も含まれています。このような看護記録には法的な規制はありませんが，看護の専門性を明確にするために重要なものです。現在，カルテ開示の実施が検討されていますが，これらの記録はその開示の対象になり得るものです。特に，医療問題（共同問題）に関する記録は医師の指示で行う実施を含んでいることから，この開示の対象になるでしょう。

また，この一連の看護記録は，ADLケアに対する他者とのコミュニケーションの手段としても意義があります。医師の記録も同様の役割を持っています。同時に，看護治療やADLケアに対して他者からの評価を受けるという意味合いも含んでいます。

看護計画に沿って実施される援助（看護治療およびADLケア）に対する経過記録は，目的によっていくつかの記録方法があります。その中には看護援助を時間において書く経時記録，症状や看護診断，看護問題に絞って書くフォーカス（Focus）記録，PORS（問題解決型記録）の1つであるSOAP（SOAPIRの短縮型）などがあります。1970年代にアメリカから入ってきたSOAP形式は，早くから医師の治療経過の記録様式として定着しています。また，看護診断が導入されたことで，看護においてもSOAP形式だけでなく，フローチャート，ベッドサイド記録などの有効性が再認識されています。

2．経過記録の書き方

記録用紙のフォーマットに違いはあるでしょうが，**図１－27**のようにSOAPで書くのが一般的です。この［S］は患者の訴えを示す主観データであり，［O］は医療者側の観察で得られる客観データ，［A］はアセスメント，［P］は看護治療計画を示

日／時	
7／1 16：00 NDx：便秘	S．AM10腹満感が強くなった，食事量も今は1／4程度 排便は２日前に浣腸で１回あっただけで，また２日間ない。 O．AM10グル音の減弱あり（昨日と同じ） 水分摂取現行まで　500cc S．水分はもっと昼からなら飲める。水は嫌。お茶かポカリスエットなら2,000ccは超えられるという。 O．PM１水分摂取を勧める（ポカリスエット200cc） PM３お茶250cc，腹満あるが，グル音は右側は軽度強くなっている。 A．現在までに水分は1,000cc（１日量　1,500cc以上）飲んでおり，患者もお茶やポカリスエットなら飲めるということから，飲水は昨日の1,200ccに比較すると増えている。 排便は，診断された日のPM５に浣腸後にあったのみで２日間なし，グル音は右側は少し強くなってきている程度，腹満は増えてきていることから，便秘の状態は継続している。 P．継続，水分摂取の援助は積極的に行うこと 〇〇N／S ―――――――― 事実と事実の比較 ―・―・―・―・―・― 判断

図１－27　アセスメント［A］の書き方（例）

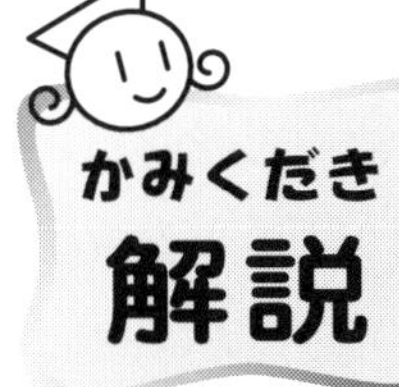

SOAP　～SOAPIRの短縮～

SOAPはSOAPIRを短縮したものです。ですから，［O］の客観データに［I］の介入（看護援助）を記入することも可能です。また，［R］の修正は［P］の計画に記入することも可能です。

SOAP式の［A］の意味

SOAP式の［A］のアセスメントは，事実と事実の比較をし，その判断から，看護診断の傾向を述べることです。

します。SOAPは，SOAPIRの短縮で，［I］は介入の意味で，［R］は修正の意味です。一般にはSOAPIRは，他病棟や他施設に対しての申し送りに使っているようです。ですから，毎日の看護記録に用いられているSOAPの［O］には中心的な看護治療を記入したり，［P］に計画の修正を記入することも可能です。

1）アセスメント［A］の書き方

この記録で最も注意すべきものは［A］のアセスメントです。図1－27にあるように，A（アセスメント）は［O］［S］を受けて事実と事実の比較をし，成果の状態がどのような傾向にあるのかを判断し記録するものです。しかし，その判断に対しても「非常」あるいは「大変」といった装飾語は避けるべきです。また，その言い方も「落ち着いている」あるいは「傾向にある」などが望ましいと考えます。

特に，医療問題（共同問題）に対するSOAPの［A］は医師の判断ですので，「出血は止まった」あるいは「肺炎は改善した」などの判断を記述すべきではありません。また，［A］は事実と事実の比較をして判断することだからといっても，「血小板100cc実施したので出血が止まった」などといった判断を記述すべきではありません。この場合なら，「血小板100cc点滴前に出血が1時間50ccであったのが，1時間10cc以下になったので医師に連絡した。または医師のオーダーに沿って観察を続ける」といった表現にすべきです（図1－28）。

また，SOAP形式の記録で［S］と［O］の順番は必ずしも［S］［O］の順でなくても，［O］［S］あるいは［S］［O］［S］でもよいはずですが，時間の経過を記入することが大切です。

2）Focus記録の仕方

Focus記録にはDARの略語が用いられます。この記録方法を用いる時もSOAPと同じく，その記録の対象になる看護診断あるいは症状やその訴えを図1－29のようにまず記載します。そして，それに関連した患者の訴えや観察されたこと（D），看護援助（A）およびその結果に対する患者の反応（R）を記述するのです。このような記録は，ICUや外来，透析室などに適していると考えられます。それは，SOAPの「A」の意味する変化の比較が困難であり，また患者に対する看護治療の時間が短い看護場面であったり，患者の状態の変動が激しく，同じ状態の比較が困難な看護場面であるからです。

看護記録と看護計画の関係については，図1－30に示しました。

日／時	
7／1 16：00 CP：出血	AM10 S．昨日あった口腔より出血はない。朝，歯みがきもしたが，出血がなかった。 AM10 O．点状出血も，右の上腕にあるものは増えていない（広さ　5 cm×10cm） 血小板100ccを指示に従って点滴を継続して行った。 AM 2 ドレーンからの出血10cc（AM 8：00～PM14：00） 尿潜血（＋），便潜血（－） A．口腔内出血は患者の訴えどおりなし。尿潜血（＋）は，昨日と同じ，便潜血 2 日前より（－），またドレーンからの出血10cc（昨日50cc）であることから，オーダーに従って継続してアセスメントする。 P．変更なし ○○N／S ―――――――― 事実と事実の比較 －・－・－・－・－・－ 判断

図 1 －28　共同問題に対する看護記録

日／時	
7／1 13：00 痙攣	12：40 D）経管栄養注入中・全身痙攣 1 分間 意識レベル低下あり，Bp153/70mmHg　JCSⅢ-300 SpO_2　70％ 12：45 A）医師により10％フェノバール1/2　A点滴内注入 O_2吸入施行（9ℓ／分） 12：52 R）痙攣消失　JCSⅡ-30　Bp120/触mmHg ○○N／S

図 1 －29　記録時間を助けるDARの記録

成　果	看護計画	看護記録	
7／1　便秘が解消されたことを以下の状態で示す ①水分摂取が1,500cc以上/日（7／7まで）になる ②排泄に関連する症状，腹満，グル音の減弱が消失する（7／5まで） ③排泄の回数が1日1回に戻る（7／14まで）	［看護計画］7／1 OP： ①排便の有無 ②水分摂取量 ③排便に関する随伴症状の有無と程度 TP／EP： ①水分摂取への援助 ・患者の好みの水分の確認 ・ナースエイドに1日3回は水分摂取を勧めるように指示 ・摂取量を記入してもらう ②食事内容の検討	7／4 NDx：便秘 16：00	S．AM10腹満感はないが，食事量は1／4も食べられない O．AM10グル音は左右とも強くなった S．PM12昼からはもっと飲める O．PM1，PM3にナースエイドが水分摂取を勧めると250×2（お茶）を摂取 A．現在まで水分摂取量1,100ccであり本人も飲めるとのこと。昨日の1,200ccより増加が望める。グル音も朝から左右とも強くなっていることから便秘は継続しているが，腹部症状は改善の傾向あり ○○N／S

＊浣腸などを行い，便を出したうえで便秘に対する援助を行うことが必要

図1－30　看護計画と看護記録の関係

3）看護診断を判断した時の看護記録　～SOAP

看護診断が判断されたら，その看護診断は看護診断リストに記載されます。その記載前に，なぜその診断を決定したかの根拠を書くことが必要です。それは通常，看護経過記録用紙に書かれるものです。この記録もSOAP形式で書くことができます。この時の記述の［S］や［O］は，分析や統合，照合が終了した状態であり，言い換えれば，その診断の診断指標や関連因子です。もちろん，この状態は患者の主観および客観データに違いありません。そうすると，例えば［A］は以上の状態から「不安」を診断したといった判断が中心になります。また［P］は，この時立てられた看護計画です。ですから，看護計画を参照といった記載でも可能です（**表1－10**）。

4）ADLケアに対する記録

ADLケアに対する実施記録は，上記に示したSOAP式以外の記録ならどの記録も適応できます。なぜ，問題解決型のSOAP式の記録ができないかというと，この

ADLケアには看護診断のような成果の設定がありません。したがって，成果の比較ができないためにSOAPにおける［A］が書くことができないからです。その代わりというのは変ですが，フローシートや体温表，ベッドサイド記録などはこのADLケアに多く採用されている記録です。

表１－10　看護診断を判断した時の看護記録

S：「**血糖値が下がらなくても手術をしてほしい**」と繰り返し訴える。 「２時間ごとに目が覚めて，なかなか寝付けない」 O：電話をかけに出かけたり，ほかの患者のところに出向いたりと自分のベッドにいることが少ない。 誰かれ構わず，病気・手術に関する話をしている。 看護師と話をする時も，終始手を震わせている。 会話中，視線を合わせることが少ない。 A：**〈不安〉を診断した。** P：不安の看護治療計画を立案する。

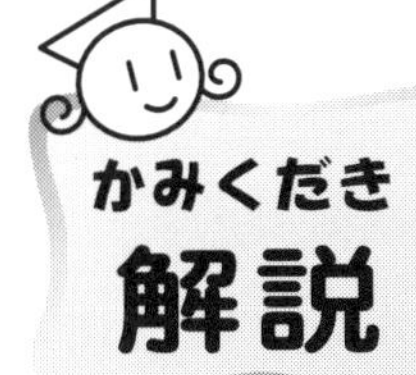

共同問題の記録，SOAPの［A］

看護診断のための観察記録はSOAPの［A］と同じように事実と事実の比較をします。しかしながら，その判断は医師にゆだねるのが原則です。ですから，例えば「１時間で出血が10ccから50ccに増加したので，医師の指示に沿って15分ごとの観察に切り替えた…」と記入します。

ここでの看護師の判断は「50ccに出血が増加したことが普通でないと判断し，医師の指示を得た」ことです。

12章 評価

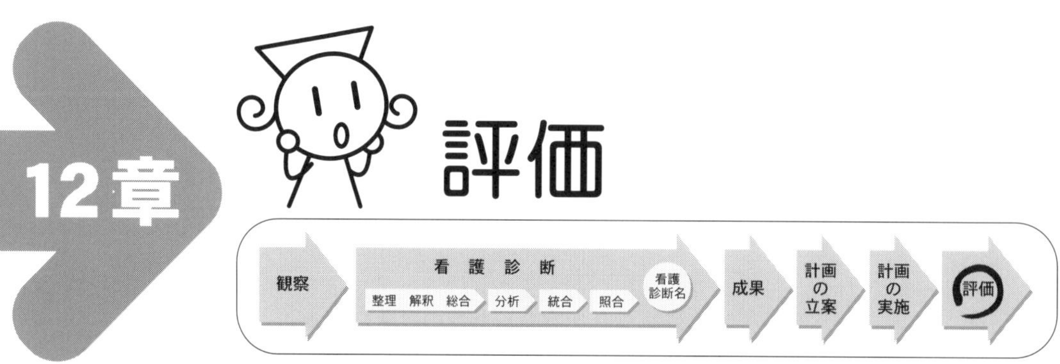

評価は看護過程の最終段階です。ここでは，患者に下された看護診断に対する成果の達成度を評価するものです。

1．評価に影響する看護経過記録のSOAPの［A］

前述したように，看護者は患者の看護診断を解決するために，成果を設定し，看護治療計画を立案した。そして，毎日その治療計画に沿ってその成果を達成するために看護治療を実施し，その記録をSOAP形式で記録してきました。したがって，成果の達成評価は，成果達成日までの看護治療の効果の総和から判断されるものです。言い換えれば，SOAP式看護記録の［A］に書かれた事実と事実を比較した変化の総和によって，その成果に対する達成度が判断されることです。ということは，毎日のSOAPの［A］が的確に書かれていることが不可欠です。

そこで，この成果の達成度の判断に毎日書いている看護記録，特に，その判断の部分［A］が直接的に影響することをすべての看護者が周知しておくべきです。でないと，プライマリナースがたまたまその成果の評価日に勤務し，その日の結果だけを基にして「達成あるいは未達成」の判断をしてしまう危険性があります。

2．「未達成」の成果

この成果に対する評価によって，看護診断が解消されたか否かが判断されます。もし，「未達成がある」と判断された場合は，その原因に対する追求が必要です。再アセスメント（再評価）と称して，看護過程の「評価」以外のすべての段階について再アセスメントを行います。その時，必要なら「看護診断」の変更あるいは「成果の変更」，あるいは「治療計画の変更」が行われます。これには，当然徹底した観察が不可欠になります。その結果，その看護診断あるいは新たな看護診断に向けて，あるいは修正された成果に向けて，あるいは修正された計画に沿って看護治療が再出発されることになります。

しかし，実際このような再アセスメントは毎日行われており，それはSOAP記録の［A］にその結果が書かれているべきです。そして，根拠をもって計画の微調整を含め，さらに場所によっては「最終の評価日時」の変更も行っているものなのです。

3．成果の達成

一方，その目的が達成したと判断された場合，その看護診断の看護過程は終了したことになります。このような評価の記録は**図１－31**に示したようなものです。しかし，看護診断が解決したことは，この患者の持っているすべての問題が解決したということを意味しているわけではありません。また，新しい看護上の問題が生じるかもしれません。その時は，またその新しい看護診断やADLケアに対する「看護過程」が始まるのです。

日時	看護診断に対する評価（例）
7／7	目標①の水分摂取に関しては，７／４頃より1,200～1,500cc摂取量が増えている。この２日では，1,500～2,000ccが維持されていることから達成。
7／10	毎日の便秘の記録SOAPのAによると７／９頃から，少量であるが排便１日１回あり。
7／12	今日は，朝１回中程度ある。水分も続けて1,500～2,000ccを保っていることから達成と判断した。 ○○Ns
日時	**共同問題に対する評価（例）**
7／10	CP：出血に関して ７／５頃より，便・尿潜血（－），口腔内の出血なし。 血小板の注射も５日より行っていない。主治医と相談の上，一般的な観察にすることに同意。 尿・便潜血のチェックは検温板に記入した。 ○○Ns
日時	**看護援助（ケア）に対する評価（例）**
2／11	標準計画（A）のケアを２／15まで延期する。 or この計画は，治療による安静制限が解除されたことにより中止。 ○○Ns

図１－31　看護診断と共同問題，看護援助（ケア）の評価の記録

4．ADLケアに対する評価

看護診断されなかった問題に対しては，設定した日時までのADLケアの継続がされます。そして，看護者による患者のアセスメントや医師の指示の確認作業を行って，さらにADLケアの継続か中断かを決定することになります。そして，継続と判断された場合は，同じADLケアを次はいつまで続けるか決定し，その日まで実施を継続することになります（図1－31)。

場合によっては，そのADLケア，例えば〈不安〉という状態が，看護診断すべき病態に変化している場合は，〈不安〉を看護診断と判断して，成果の設定，看護治療の計画立案，実施，評価といった看護過程を展開することになるかもしれません。

5．医療問題（共同問題）の評価

医療問題は医師の指示によって，看護者が医師の代わりに医療技術を活用して看護援助する問題ですから，医師に判断の責任があるものです。したがって，成果の設定も医師の責任であったように，この評価の判断も医師の責任範囲になるでしょう。そこで，医師にその徴候がないこと，あるいは継続していることを報告して，その問題の観察や処置援助を続行すべきかの判断を委ねることになるでしょう。その記録の仕方は図1－31に示したようなものです。

6．看護過程の終了と開始

看護診断に対する成果が達成された時，この看護診断の「看護過程」は終了したことになります。しかし，新しい問題の発見は毎日のケアの中からも発見されます。それは，また新しい問題に対する看護過程が始まることになります。

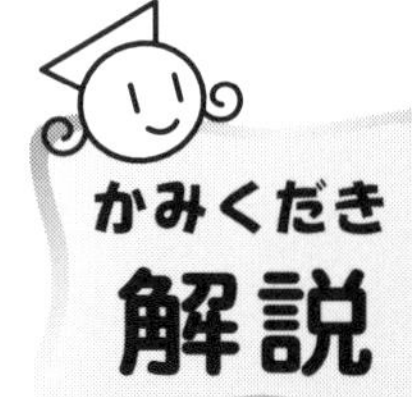

共同問題の評価

原則として医師が行うものです。看護者は，その状態がここ数日ないことを改めて医師に報告し，医師の判断，つまり「一般的な観察にする」という意見を得ることです。その時がその目標の達成日になります。

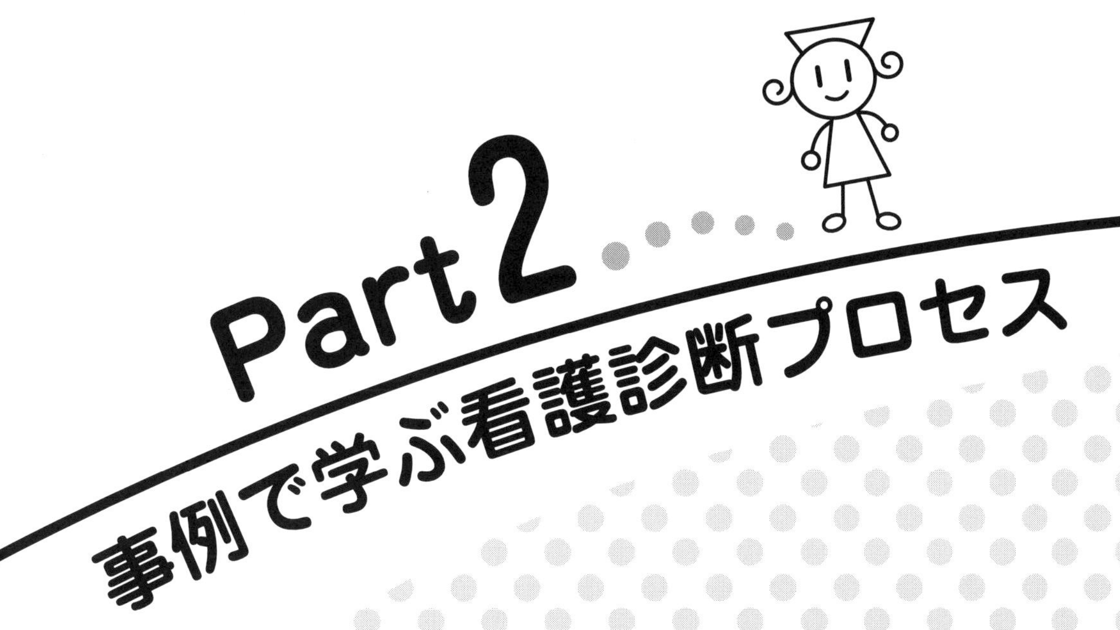

Part 2 事例で学ぶ看護診断プロセス

Part 2 は，事例を用いて看護診断過程とその思考過程を理解することに焦点をあてています。

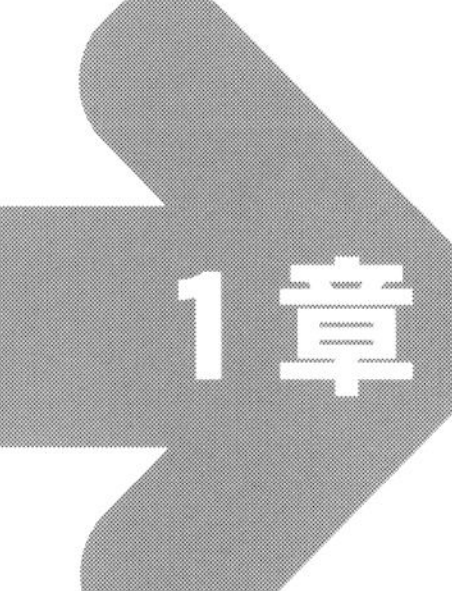

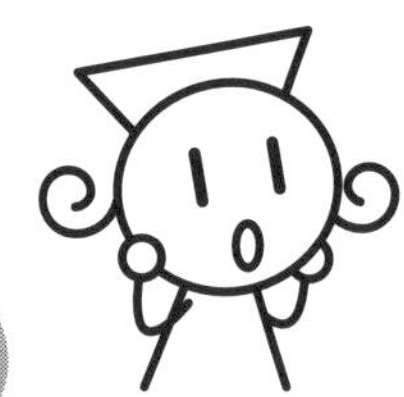

看護診断過程演習

この章では，事例を用いた診断過程の展開とその解説を中心に行います。最後の項で，再度，この事例の診断過程を表を中心に用いて展開したものを提示しています。この看護診断過程は，Part 1で解説した看護過程に沿って行います。ですから，事例展開に入る前に読者には，もう一度Part 1を熟読してからこの章に進んでいただくことをお勧めします。そのことで看護過程に対する学習効果はさらに高まると思います。では，事例紹介から始めます。

1．事例紹介

下記の事例は入院事例です。情報収集を入院時にすべて取り終えることは困難なことです。特に，患者の社会的あるいは心理的な悩みを初回の面接で収集することは困難です。この事例も入院から3日間たって，患者の全体的な情報収集がされたケースです。そこで，プライマリナースは，入院から3日目に再度看護診断を導くことを試みたものです。

事例紹介

患者：Tさん，女性，45歳

職業：書道の先生（自宅で書道教室をひらいている）

病名：2型DM，糖尿病性網膜症

入院年月日：12月8日

緊急連絡先：夫の会社

健康保険：社会保険

現病歴：33歳の時に2型DMと診断され，精査・治療目的で入院し血

糖降下剤の内服を開始，糖尿病教室を受講する。36歳の時には内服薬と外来受診を自己判断で中止し，放置していた。今回，視力低下を自覚したため外来受診したところ，糖尿病性網膜症による右眼失明の可能性があるとの説明を受け，硝子体切除術および手術にむけての血糖コントロール目的で入院となる。

既往歴：子宮筋腫のため子宮全摘（33歳）

アレルギー：なし

主な収入：夫と本人。特に心配はない。

外見：

【看護者の観察】みぎれいで年齢より若く見える。

【患者本人はどう思っているか】書道教室で教えていることや，若い人たち（夫の部下の妻）とよく一緒にいるため心身とも若い気がする。視力を失うということは書道を教えられなくなるし，障害者になるような気がする。

最終学歴：高等学校

宗教：なし

＜入院時の状況＞

独歩にて入院。風邪をひくからと昼間もカーテンを閉めて同室患者とは話さない。特に視力の話は避けており，同室患者が視力の話をしていると「あの人がうるさくて，落ち着かない」と看護者に訴える。

入院時のバイタルサインは，血圧（右）144/68mmHg（左）140/70mmHg（臥位にて測定），脈拍80回/分（リズム整，心雑音なし），呼吸18回/分（肺雑音なく呼吸状態に異常なし），体温36.3℃。

入院時検査データは，以下のとおりである。

HbA_{1C} 12.8％

ヘマトクリット 38.9％

赤血球数 421×10/mm^4

Na 142mEq/ℓ

K 3.4mEq/ℓ

Cl 101mEq/ℓ

血糖値（空腹時）189～234mg/dℓ

総コレステロール 209mg/dℓ

トリグリセリド 51mg/dℓ
総タンパク 6.9g/dℓ
アルブミン 4.2g/dℓ

＜家庭状況＞

結婚17年になる夫（47歳，会社員，健康）と２人暮らしである。子どもはいない。夫との関係が良好であることは，通常の会話からもうかがえる。実父が高血圧症，実母が糖尿病・糖尿病性網膜症と診断されている。自宅は２階建てであり，家事全般は患者が行っている。

＜生活習慣＞

食生活：食事は１日３回で本人が作り，自宅で食べる。食事の時間は，７時，13時，23時と夕食は夫の帰宅に合わせるため遅くなっている。好き嫌いや食べ物によるアレルギーはない。食事療法（1,400kcal）中，水分制限はない。食欲不振を訴えるが，悪心および嘔吐はない。

嗜好：飲酒はビール１本/日，喫煙は10本/日吸っている。

排泄：排便は１日に１回，排尿は１日に４～５回（24時間で1,900～2,000mℓ）である。排便・排尿時，特に問題はない。

活動：スポーツは嫌いである。視力障害と右上肢の挙上制限があるが，日常生活に支障はない。自宅には手すりなどはないが不自由していない。

睡眠：睡眠剤を内服するも１日の睡眠時間は４～５時間で，寝つきはよいが睡眠持続が困難で熟眠感がない。昼寝の習慣はない。好きな睡眠姿勢は特になく，自宅では夫とダブルベッドで入眠していた。部屋の温度は常温であった。

気分転換：家事をすることが好きである。

コーピング：子どもができないと言われた時，夫は子どものことで患者を責めるようなことはなく，２人でよく話し合って納得した。基本的には自分でよく考えて行動をとるようにしているが，解決できないことは家族（夫）とよく話し合い，なぐさめ合う。
イライラすると喫煙したりやビールを飲む。今回の病気（網膜症）については友人や近所の人には知られたくないと思っているので，余計にイライラする。

<身体所見>

身長150cm，体重51.7kg。両下肢に冷感がみられ特に踵部が30.9℃以下と低温で，両手指と下肢にしびれ感があるが，色調に異常はない。毛細血管再充満時間は2～3秒。右肩の関節が痛い，だるいという訴えがあり，右上肢の前方・後方挙上が困難である。重いものを持ったり，特に挙上時には痛みが激しくなり，温めることで対処している。視力は，右は矯正してもほとんど見えず，左は0.5である。字が見えにくそうだったり，歩行時にわずかな段差につまずいたりしているが，それらについては認めようとせず，見えていると話している。瞳孔は2mm，対光反射は迅速である。聴覚異常なし。口腔内の異常なし。見当識障害なし，理解力・記憶力・言語的コミュニケーションに問題なし。

<他人との関係>

【患者本人はどう思っているか】世話好きで人付き合いがよい。トラブルを起こしたことはない。

【夫はどう思っているか】世話好きで，部下の妻などの世話もする人である。

【看護者の印象】明るく，しっかりしている。

<お見舞いの状況>

友人の見舞いを喜んでおり，楽しそうに話をしている。書道仲間のYさんが見舞いに来た時は「目のことがショックなの，書道を教えられなくなるかもしれない」と泣きながら話し，Yさんの帰宅後も看護者に同様の訴えをしている。

<心配なこと>

医師より右眼の失明の説明を受けたこと。「血糖値が下がらないの。目が大事だから，早く手術をしてほしい」と訴えている。

<病気の受けとめ方>

【患者本人の考え】「目が悪くなってから定期的に外来受診をするようになった。今回の入院は，糖尿病による右眼球硝子体出血と左眼網膜症で，今は手術にむけて血糖コントロール中。糖尿病食1,400kcal，イ

ンスリンはモノタード8単位，ノボリンR 2単位」と入院目的と現在の治療については正しく理解している。これまでに食事療法は何度も中断したが，右眼失明の可能性により衝撃を受け，もう一度やり直し今度は守りたいと話している。

一方，中断した服薬や食事療法，外来受診については話したがらず，合併症などの指導についてはすぐに話をそらし，不機嫌になる。病棟で行っている糖尿病の集団指導へは参加しない。また，「視力は失いたくないので，血糖コントロールが上手くいかず血糖値が下がらなくても手術をしてほしい」と主治医に訴えている。同時に，手術を早くしてほしいということを看護者が医師に伝えていないのではないかと，看護者に対して強い口調で訴える。

【夫の考え】病気のことは本人に任せてある。食事を作るのは妻の役割だし，夕食については自分が帰宅するまで待っていてほしいし，当然である。今回は，本人が糖尿病の食事療法をやろうと言っているのでやるでしょう。

この事例の紹介の仕方は，特に看護の観察枠組み（看護の視点）をもって収集したものではありません。ですから，すぐに看護診断を導こうとしても難しいでしょう。そこで，看護過程を展開するためには，まずこれらのデータを看護の視点を用いて分類することから始めなくてはなりません。

2．観察

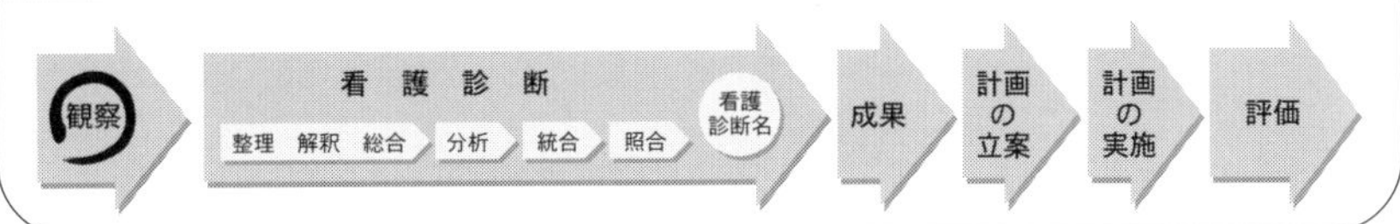

1）情報のふるい分け

情報収集は患者の問題を正しく判断するために最も重要なものです。ですから，正しい知識と技術をもって，より妥当性の高い情報を得ることが大切です。そこで，先程言いましたように，Part 1の3章「観察」（P.24～）を参照しながらこの項を進めてください。

では，まず看護過程演習の最初のステップである観察を行うことにしましょう。この事例は，「実際にあなたが患者に面接しながら得ている情報である」と仮定しましょう。そして，あなたの病院での入院記録である「機能的健康パターン（ゴードン）に基づいて考案された看護データベース」に情報を収集しながら，情報のふるい分けを行っているとしましょう。

情報のふるい分けには，そのクラスターにどのような情報を収集すべきかを理解するため，まず入院記録の基礎になっている看護理論やモデルの理解が必要です。また，情報は，看護が注目する情報か，それは異常か否かなどを評価した上で記録することが大切です。このためには，看護診断や看護診断の基礎である理論，さらには看護学および解剖生理，病態生理，薬学，栄養学など多岐にわたる学習での知識の統合が重要になります。

2）医療状況の把握

看護的情報を明確にするためには，しっかりと患者の医療状況を把握していることが大切ですから，患者の情報を収集するためには**図2－1**のように患者の基礎的な医療情報を整理しておくことです。すなわち，医療状況として2型DMと網膜症の病態やその発生機序，また治療とその合併症，また網膜症による患者の視力などに関する知識を把握することです（**図2－2**）。このことが，医療状況から起因する症状か否かを把握しやすくするのです。この医療状況は，主に先に述べましたフェイスシートに書かれている情報であり，看護過程の観察によってさらに追加されるでしょう。そして，後の情報の統合での思考の基礎になる情報です。

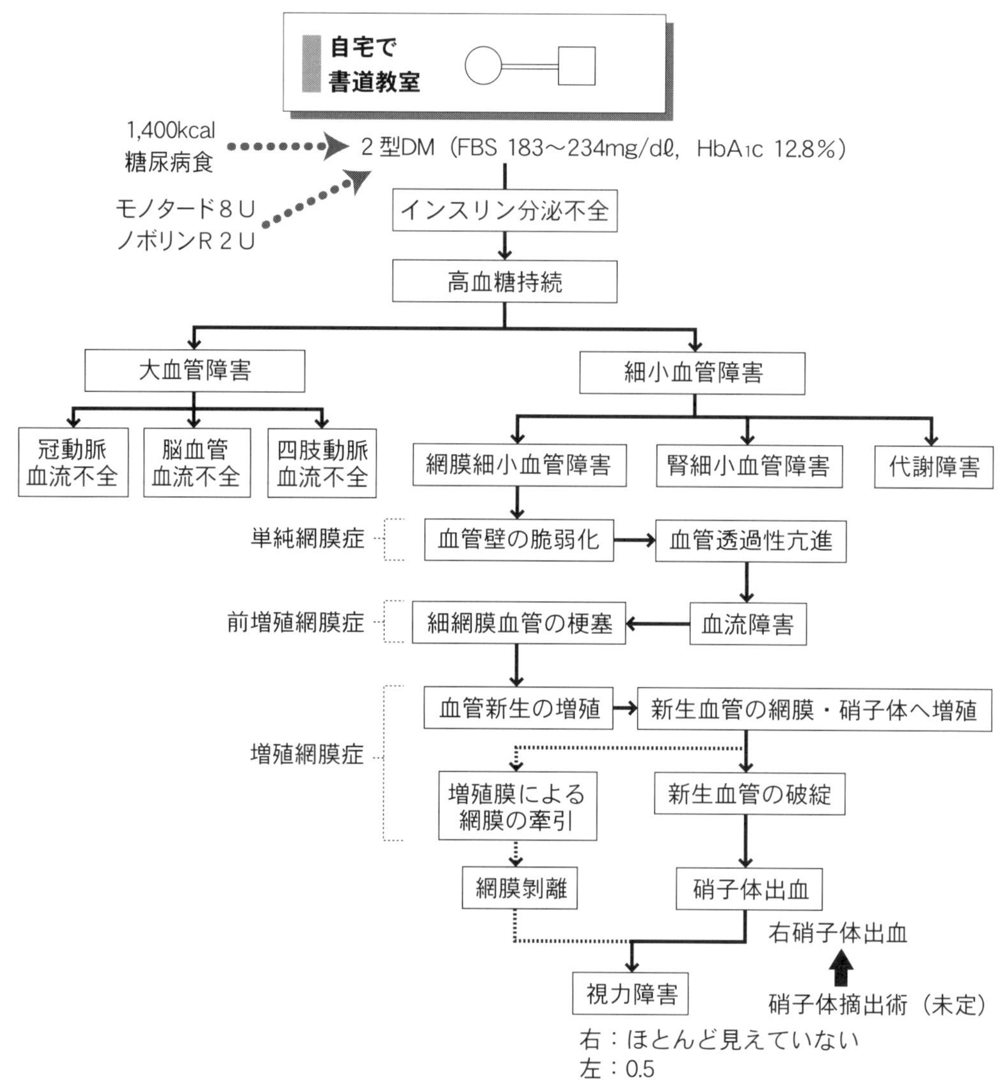

図2－1　Tさんの持つ医療状況

3）クラスタリングの終了した患者の情報

表2－1は，先程の事例を看護の観察枠組みである「機能的健康パターン」にふるい分けたものです。

看護の観察枠組みにふるい分けられた患者の情報から，看護診断の診断指標に示された状態が見えやすくなったと思いませんか。クラスターに入れることで，それぞれの情報がどのような「看護診断の範囲や関連する情報であるか」あるいは「きっかけの情報であるか」が示唆されるはずです。ですから，情報収集をする際にはそのような情報が得られる質問をする必要があります。

医療情報科学研究所編：病気がみえるVol. 3　代謝・内分泌疾患，P.61，メディックメディア，2004.

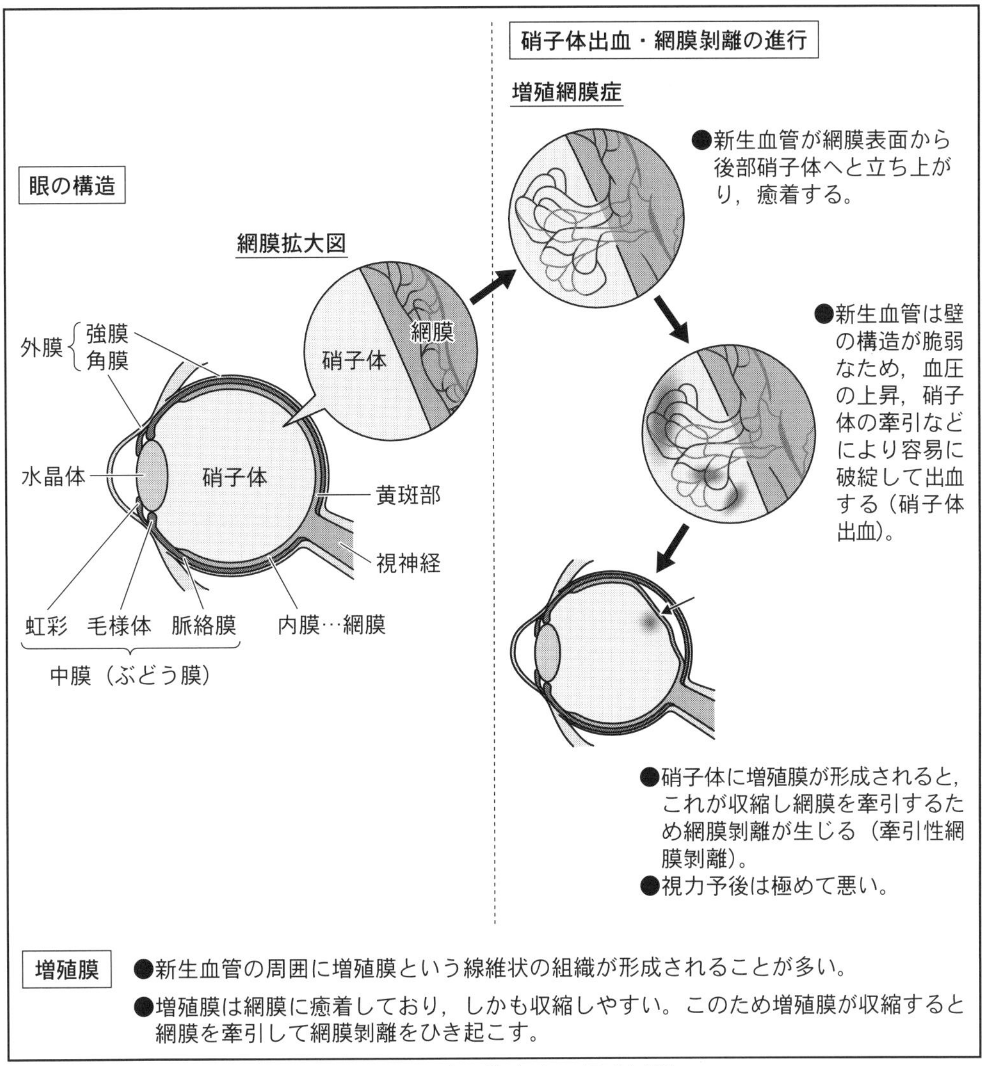

眼の構造

網膜拡大図

網膜
硝子体

外膜 { 強膜 / 角膜

水晶体
硝子体
黄斑部
視神経

虹彩　毛様体　脈絡膜　内膜…網膜

中膜（ぶどう膜）

硝子体出血・網膜剥離の進行

増殖網膜症

●新生血管が網膜表面から後部硝子体へと立ち上がり，癒着する。

●新生血管は壁の構造が脆弱なため，血圧の上昇，硝子体の牽引などにより容易に破綻して出血する（硝子体出血）。

●硝子体に増殖膜が形成されると，これが収縮し網膜を牽引するため網膜剥離が生じる（牽引性網膜剥離）。
●視力予後は極めて悪い。

増殖膜
●新生血管の周囲に増殖膜という線維状の組織が形成されることが多い。
●増殖膜は網膜に癒着しており，しかも収縮しやすい。このため増殖膜が収縮すると網膜を牽引して網膜剥離をひき起こす。

図２－２　硝子体出血・網膜剥離

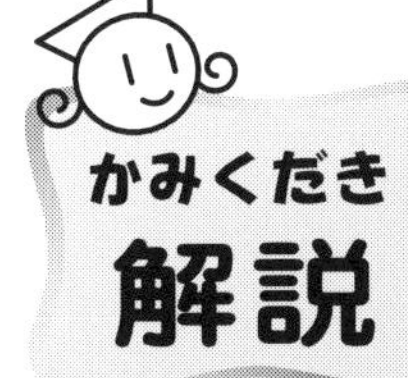

クラスタリング

患者と面接しながら，クラスターに患者情報をふるい分けていくことを「クラスタリング」とも言います。（かみくだき解説「情報のふるい分け」〈P.30参照〉）

表２－１　Ｔさんのフェイスシート

氏名：Tさん，女性，45歳 生年月日：○○年○○月○○日 現住所：	入院：20××年12月8日 入院方法：☑外来　□救急 ☑独歩　□車椅子　□ストレッチャー 連絡先：１．□□－○○○－△△△△（　夫の会社　） ２．△△－□□□－○○○○（　　　　　）
体温：36.3℃ 脈拍：80回／分　☑整　□不整 呼吸：18回／分　☑整　□不整 血圧：144／68mmHg　☑右腕　□左腕 140／70mmHg　□右腕　☑左腕 ☑臥位　□坐位　□起坐位	キーパーソン： 家族背景：本人，夫（47歳会社員）2人暮らし 実父が高血圧症，実母が糖尿病・糖尿病性網膜症 主な収入は本人と夫（特に心配はない） 職業：書道の先生（自宅で書道教室をひらいている）

病名：２型糖尿病，糖尿病性網膜症

現病歴：33歳の時に２型糖尿病と診断され，検査・治療目的で入院し，血糖降下剤の内服を開始，糖尿病教室を受講する。
36歳の時には内服薬と外来受診を自己判断で中止し，放置していた。今回，視力低下を自覚したため外来受診したところ，糖尿病性網膜症による右眼失明の可能性があるとの説明を受け，硝子体切除術および手術にむけての血糖コントロール目的で入院となる。

入院での治療内容：食事療法1,400kcal，インスリン自己注射モノタード８U，ノボリンＲ２U

既往症：子宮筋腫のため子宮全摘（33歳）

喫煙の習慣：☑有（10本/日　）□無

飲酒の習慣：☑有（ビール1本/日　）□無

アレルギー：□有　□食べ物（　）□薬剤（　）
□その他（　）
☑無

感染症：

20××年12月8日記載

表２－１の続き　Ｔさんのデータベース（機能的健康パターンに情報をふるい分けたもの）

記入日：20××年　12月10日

Cluster 1　健康知覚─健康管理パターン　□非該当

・指示されている自己管理はあるか
☑あり　□なし
ありの場合はその内容
食事療法（1,400kcal），内服

ありの場合は指示は守れているか
□可　☑不可
不可の場合はその状況：
食事療法は何度も中断している。糖尿病と診断された3年後（1984年）には内服薬，外来受診は自己判断で中止していた。

①非効果的健康自主管理*
②損傷リスク状態
③感染リスク状態**
④成人転倒転落リスク状態
⑤周術期体位性損傷リスク状態***

＊：看護外来・外来透析・在宅などに適応診断
＊＊：栄養パターンの白血球値も合わせて観察
＊＊＊：栄養パターンのるいそうの有無と認知─知覚パターンの認知障害を観察

・身体損傷の危険因子
□認知障害　□栄養不良　□身体可動性の障害
☑その他
視覚：右は矯正をしてもほとんど見えない。左0.5
触覚：両手指と両足にしびれ感あり。両下肢に冷感。歩行時にわずかな段差につまずいたりしている。字が見えにくそう

・感染の危険因子
□免疫能低下
□その他

・転倒・転落の危険因子
□歩行能力の低下　□バランス能力の低下　□筋力の低下　□感覚障害・聴覚障害・視力障害
□その他

・関連事項：
・「今回の入院は，糖尿病による右眼球硝子体出血と左網膜症で，今は手術に向けて血糖コントロール中。糖尿病食1,400kcal，インスリンはモノタード８単位。ノボリンＲ２単位」と入院目的と現在の治療については正しく理解している
・これまでに食事療法は何度も中断したが，もう一度やり直し今度は守りたいと話している

Cluster 2　栄養─代謝パターン　□非該当

身長（　150　）cm　体重（　51.7　）kg　BMI（　23　）

・体重の増減
□あり　□なし
体重増加のとき（　　）月で（　　）kgの体重増加
（　　）日で（　　）kgの体重増加
体重減少のとき（　　）月で（　　）kgの体重減少
体重減少のとき（　　）日で（　　）kgの体重減少

・るいそうの徴候
□上腕三頭筋皮下脂肪厚TSF：（　　　）mm　上腕筋周囲AMC（　　　）cm
□上腕周囲AC：（　　　）cm

・一日摂取必要量の食事は取れているか
□可　□不可

・食欲はあるか
□ある　☑なし
なしのときはその理由：右眼が失明する可能性を説明されてから食欲がない
悪心・嘔吐はない。好き嫌いはない

一日食事回数：（　3　）回/日　7時，13時，23時，夫の帰宅に合わせるため遅くなっている
一日食事摂取量・（　　　）kcal
一日摂取食事内容：（　　　）
一日食事処方内容：（　1,400kcal　）
一日飲水量：（　　　）mℓ（　水分制限はない　）

表2－1の続き

・口腔粘膜障害

部位：＿＿＿＿＿＿＿＿＿＿

状態：＿＿＿＿＿＿＿＿＿＿

①栄養摂取バランス異常：必要量以下
②嚥下障害
③皮膚統合性障害リスク状態
④皮膚統合性障害
⑤組織統合性障害
⑥口腔粘膜統合性障害
⑦誤嚥リスク状態
⑧体液量不足リスク状態
⑨体液量不足
⑩高体温

・嚥下困難の徴候

□あり　☑なし

ありの場合

□口腔頬側部に食物残渣

□嚥下の前にむせの徴候がある

□舌運動の欠如を認める

□反復唾液嚥下試験RSST：30秒に（　　　　）回

改訂水飲みテストMWST：判定不能・1・2・3・4・5点

フードテスト：判定不能・1・2・3・4・5点

RSST ＝30秒に2回以下（不良）
MSWT＝1点：嚥下なし，むせ又は呼吸変化
2点：嚥下あり，呼吸変化伴う
3点：嚥下あり，呼球変化なし，むせ嗄声あり
4点：嚥下あり，その他なし
5点：～嚥下運動30秒に2回可

・誤嚥の危険因子

□胃管カテーテルの挿入（経管栄養）　□胃瘻増設

□気管カニューレ装着　□胃内容物の上昇

□上半身挙上不可

□その他

・口渇

□あり　☑なし

ありの場合はその状況：

・体液量不足の危険因子

□水分補給の必要性が分からない

□その他

・浮腫はあるか

□あり　☑なし

ありの場合：部位：

・褥瘡の危険因子

□自力での体位変換が困難

□関節拘縮がある

□病的骨突出がある ──▶ BPスケール（仙骨部）：1.5・3.0点

Bpスケール＝
軽度・中度（1.2cm未満）：1.5点
高度（2.0cm以上）：3.0点

・皮膚／組織の状態：褥瘡部位：（　　　　）　・皮膚／組織の状態：褥瘡部位：（　　　　）

・検査値

□白血球数：

□Hb値

☑血清アルブミン値：4.2g/dℓ

☑血清総蛋白値：6.9g/dℓ

☑血清コレステロール値：209mg/dℓ

深達度＝
ステージⅠ～紅斑
ステージⅡ～浅い褥瘡
ステージⅢ～深い褥瘡（皮下組織に至る）
ステージⅣ～深い褥瘡（骨・筋組織に至る）

・関連事項：

RBC：421×10mm⁴，Ht：38.9%，Na：14.2mEq/ℓ，K：3.4mEq/ℓ

Cl：101mEq/ℓ，HbA1c：12.8%，血糖値（空腹時）：189～234mg/dℓ，トリグリセリド51mg/dℓ

表２－１の続き

Cluster 3 ：排泄パターン　□非該当

排尿回数：（　4～5　）回/日	夜間排尿：（　　）回
１日尿量：（　1,900～2,000　）mℓ	１日尿量：（　　）mℓ

・尿意はあるか
☑あり　□なし
なしの場合はその状態：

・尿漏れはあるか
□あり　☑なし
ありの場合はその状態：

・便秘の徴候はあるか　□あり　☑なし　＊ありの状態：

①腹圧性尿失禁
②切迫性尿失禁
③機能障害性尿失禁
④排便抑制障害
⑤下痢
⑥便秘

・便秘・下痢に関する腹部症状
□あり　☑なし
ありの場合はその症状：

排便回数：（　1　）回/（　1　）日
便の性状：（　　　　　）

・関連事項：残尿感なし，排尿時問題はない

Cluster 4 ：活動―運動パターン　□非該当

体温変化：（　　）℃→（　　）℃
脈拍数変化：（　　/min）→（　　/min）
心電図変化：ST 下降・ST 上昇・QT 延長・
呼吸数変化：（　　/min）→（　　/min）
血圧値変化：（　　/　　mmHg）→（　　/　　mmHg）
SpO_2値変化：（　　%）→（　　%）

①非効果的気道浄化
②非効果的呼吸パターン
③末梢性神経血管機能障害リスク状態
④活動耐性低下
⑤徘徊
⑥歩行障害
⑦身体可動性障害
⑧床上移動障害
⑨移乗能力障害
⑩車椅子移動障害
⑪摂食セルフケア不足
⑫入浴セルフケア不足
⑬更衣セルフケア不足
⑭排泄セルフケア不足
⑮倦怠感

・労作性の不快感や倦怠感はあるか
□あり　☑なし
ありの場合はその状態：

・労作時の呼吸困難感はあるか
□あり　☑なし
ありの場合は呼吸の状態：

・痰が出せる咳ができるか
☑可　☑不可
呼吸副雑音　□湿性ラ音（水泡音・捻髪音）□乾性ラ音（いびき音・笛声音）

・中枢性運動麻痺はあるか
□あり　☑なし
ありの場合は　□重度麻痺（随意運動なし，連合反応なし，弛緩性麻痺）
□重度麻痺（随意運動なし，連合反応のみ出現）
□中等度麻痺（共同運動パターンで随意運動出現）
□中等度麻痺（共同運動から分離運動可能）
□軽度麻痺（分離運動の回復，手指では完全伸展とつまみ可能）

・末梢性運動麻痺はあるか
□あり　☑なし
ありの場合は
・C６より中枢　・C７　・C８-Th１　・Th10　・Th12-L1　・L3以下

・筋力の低下
□あり　☑なし
ありの場合　MMT判定　部位（　　　　）／スコア５・４・３・２・１・０
部位（　　　　）／スコア５・４・３・２・１・０
部位（　　　　）／スコア５・４・３・２・１・０

表２－１の続き

・関節拘縮はあるか
☑あり　□なし
ありの場合：ROM

右・左	部位	関節可動域
右	右上肢	挙上に制限がある

・起居動作は可能か
☑可　□不可
不可の場合はその動作：

寝返動作
ADL（　　）
起坐動作
ADL（　　）

・トランスファーは可能か
☑可　□不可
不可の場合はその動作：

椅子・車椅子
ADL（　　）
便器・浴槽
ADL（　　）

・日常生活に必要な歩行は可能か
☑可　□不可
不可の場合　歩容：
歩行速度：
歩行補助具使用の場合：

平面歩行
ADL（　　）
階段昇降
ADL（　　）

・車椅子操作は可能か
□可　□不可
不可の場合はその操作と動作：

・自力で摂食動作が可能か
☑可　□不可
不可の場合はその動作：

摂食動作
ADL（　　）

・自力で排泄動作が可能か
☑可　□不可
不可の場合はその動作：

排泄動作
ADL（　　）

・自力で入浴動作が可能か
☑可　□不可
不可の場合はその動作：

洗体動作
ADL（　　）
洗髪動作
ADL（　　）

・自力で更衣動作が可能か
☑可　□不可
不可の場合はその動作：

更衣動作：上病衣
ADL（　　）
更衣動作：下病衣
ADL（　　）
更衣動作：靴・靴下
ADL（　　）

・自力で整容（洗面・整髪・髭剃）が可能か
☑可　□不可
不可の場合はその動作：

洗面歯磨き動作
ADL（　　）
髭剃・整髪動作
ADL（　　）

・疲労感の訴えはあるか
□あり　☑なし
ありの場合はその状況：

・日常生活での活動の変化はあるか
□あり　☑なし
ありの場合はその変化：

・徘徊行動はみられるか
□あり　☑なし
ありの場合はその行動：

ADL評価＝
0：自立
1：補助具，自助具で自立
2：補助具使用で一部介助を要する
3：一部介助をすれば動作が可能
4：全面的に介助を要する

・末梢部への機械的圧迫の危険因子
下肢義足インサート接触部位
その他

・関連事項　両下肢に冷感，色調：普通，毛細血管再充満時間：2～3秒

表２－１の続き

Cluster 5 ：睡眠―休息パターン　□非該当

①不眠
②睡眠パターン混乱

・入眠困難の訴え
□あり　☑なし
ありの場合はその状態：

・睡眠維持困難／早朝目覚めの訴え
☑あり　□なし
ありの場合はその訴え：睡眠剤を内服するが１日の睡眠時間は４～５時間。睡眠持続が困難で熟眠感がない

・関連事項
「右眼が失明する可能性を説明されたこと。手術が決定していないことで眠れない」。昼寝の習慣はない

Cluster 6 ：認知―知覚パターン　□非該当

①急性疼痛
②慢性疼痛
③急性混乱
④慢性混乱
⑤記憶障害
⑥半側無視

・痛みの訴えはあるか
☑あり　□なし
ありの場合はその程度：
痛みの部位：右肩の関節（肩関節周囲炎と診断）
痛みが起こってからの期間：
痛みの表出行動：重いものを持ったり，特に上肢の挙上時痛みがひどくなる

・健忘などの特徴があるか
□あり　☑なし
ありの場合はその状態：

・見当識障害があるか
□あり　☑なし
ありの場合はその状態：

・興奮や落ち着きのなさがあるか
□あり　□なし
ありの場合はその状況：

・意識レベルの変動はあるか
□あり　☑なし
ありの場合：JCS（　　　　　　　）

FRS（フェイススケール）＝
0：痛みが全くない
1：わずかな痛みがある
2：軽度の痛みがあり，少し辛い
3：中等度の痛みがあり辛い
4：かなりの痛みがあり，とても辛い
5：絶えられないほどの痛みがある

見当識障害＝
軽度：時間に対しての障害あり，時に地理的失見当あり
中等度：常時時間の失見当，時に場所の失見当

・感覚の変化はあるか
☑あり　□なし
ありの場合：部位：右眼，両手指と両足
☑表在覚　触覚：鈍麻・消失　両手指と両下肢に痺れ感
　　　　　痛覚：鈍麻・消失・過敏
　　　　　温度覚：鈍麻・消失・過敏
☑視力の混乱：右は矯正してもほとんど見えない。左は0.5
□聴覚の混乱：

反射：異常なし
両下肢，特に踵部が30.9℃以下と著明な低温を示している

・半側空間の無視はあるか
□あり　☑なし
ありの場合はその状況：

表２－１の続き

Cluster 7 ：自己知覚—自己概念パターン　□非該当

①不安
②無力感
③自尊感情状況的低下
④ボディイメージ混乱

・不安の徴候はあるか
☑あり　□なし
ありの場合はその状態：医師より右眼失明の説明を受けたものの，血糖値が下がらないので手術が未定である。「血糖値が下がらないの。眼が大事だから早く手術をしてほしい」と同じ訴えを繰り返している

・日常活動や意思決定に参加しない行動
☑あり　□なし
ありの場合はその状態：病棟で行っている集団指導に参加しない

・自己の身体機能や能力について否定的な発言や行動
☑あり　□なし
ありの場合はその行動：視力を失うと書道が教えられなくなり，障害者になるような気がする

・身体の障害・喪失部分を隠したり，過度に露出するような行動
□あり　☑なし
ありの場合はその行動：

・関連事項

Cluster 8 ：役割—関係パターン　□非該当

①言語的コミュニケーション障害

・言語障害
□あり　☑なし
ありの場合　自発語：
呼称：
復唱：
書写：
理解：
麻痺性構音障害：

・関連事項：

Cluster 9 ：セクシュアリティ—生殖パターン　☑非該当

①性機能障害

・性的機能障害の問題があるか
□あり　□なし
ありの場合その状態：

・関連事項：

表２－１の続き

Cluster10：コーピング―ストレス耐性パターン	□非該当
自殺行動の危険因子 □非効果的衝動コントロール □抑うつ症状 □無効な慢性疼痛の自主管理 ・関連事項： ・イライラすると喫煙したりビールを飲む。今回の病気については，友人や近所の人に知られたくないと思っているから，余計にイライラすると訴える。 ・一方で，友人の見舞いを喜んでおり楽しそうに話をしている。 ・書道仲間のＹさんが見舞いに来た時には「眼のことがショックなの，書道を教えられないかもしれない」と泣きながら話し，Ｙさんの帰宅後も看護師に同様のことを訴えている。 ・血糖値が下がらなくても手術をしてほしいと医師に訴える。 ・病棟で行っている集団指導に参加しない。 ・特に視力の話は避けており，同室者が視力の話をしていると「あの人がうるさくて落ち着かない」と看護師に訴える。 ・風邪を引くからと昼間からカーテンを閉めて周りの患者と話さない。 ・早く手術をしてほしいということを看護師が医師に伝えていないのではないかと，看護師に対して強い口調で訴える。その時アイコンタクトはない。	①自殺行動リスク状態

Cluster11：価値―信念パターン	□非該当
・家族や知人，または重要他者との交流の変化 □あり　☑なし ありの場合はその状況： ・関連事項	①スピリチュアルペイン

3．情報の整理・解釈・総合

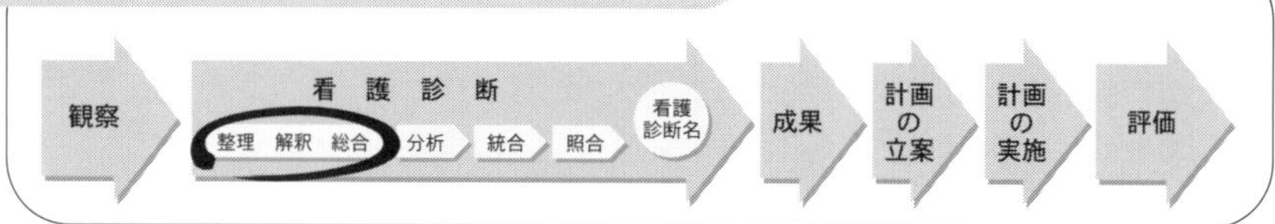

観察をしながら，また情報をクラスターにふるい分けながら，情報の整理のための思考が始められています。その情報の整理は，クラスターごとに看護診断の「きっかけ」と考える情報を整理していくのです。同時にその整理に対して，さらにそれらの情報から，看護診断に対する根拠となる情報の選択と解釈を加え，そして，それぞれの解釈に基づいて，それらの情報を総合（集合する）していきます。**表２－２**（P.102～103）は，「Ｔさん」から得られたデータについて看護診断を導くために，情報の整理・解釈・総合を行ったものです。

１）具体的な説明への挑戦

では，パターンごとに情報の整理・解釈・総合について説明します。

（１）健康知覚－健康管理パターン

ここでは，患者の健康に対する理解や自己管理に対する考え方や実施の状況などがアセスメントされています。つまり，その人が健康状態に対する情報を聞いて，それをどう理解し，危険な状態をどう避けているかといった認知機能を明らかにしています。

このＴさんの場合は，糖尿病に対する知識や食事，インスリンあるいは定期的な受診などをどう理解して，危険な状態を回避しているかが情報としてとられています。そこで，自分の疾病や治療に対する自己管理について「何度か食事療法を中断したことがある，今度は守りたい，しかし，中断した理由については話したがらない」などと言っていることから，退院後に再び指示されるであろう食事療法を守ることが，困難になるのではないかといった解釈になるでしょう。しかし，「合併症などの指導については，すぐに話をそらす」といった行動に対しては，むしろ不安あるいはストレス耐性に関する「心理的な動揺」ではないかと解釈するかもしれません。このような解釈の違いによって，前者のものは同じ「健康知覚－健康管理」のクラスターの総合の思考に移り，後者の「合併症などの指導については，すぐに話をそらす」は，同じクラスターでもストレス耐性に関するデータ群と一緒に総合するかもしれません。あるいは，この感情を「不安」であるとした場合は「自己知覚－自己概念」のクラスターに移動して，それぞれの関連情報と一緒に総合されることになるでしょう。

★鑑別のツール

では，このような解釈の違いはどのようにして見分ける（鑑別する）のでしょうか。一般に，鑑別するためには，さらにそのことについて患者に尋ねるフォーカスアセスメントと呼ばれる観察方法も一つの方法です。また，身体的な状態には生理学や病態学，医師の行った検査所見などを活用します。

この事例ではこれらの状態の鑑別やフォーカスアセスメントに対して，幾つかの理論が用いられることになるでしょう。自己管理行動に関する「何度か食事療法を中断したことがある，今度は守りたい，しかし，中断した理由については話したがらない」といった患者の状態の解釈やフォーカスアセスメントには，**図2－3**のベッカーらが開発した保健信念モデル[2)]が用いられるかもしれません。

このモデルは，人が自分の健康を守るための行動とその行動に影響するさまざまな要因について述べたものです。そこで，この理論を用いると「Tさんのこれらの言動」は，「動機づけ」や「病気に対する過小評価」などが考えられ，糖尿病の食事療法を守ることが困難であることが伺えると判断されるかもしれません。

一方，「合併症などの指導については，すぐに話をそらす」といった言動には，「危機理論」や「ストレスコーピング理論」が鑑別やフォーカスアセスメントに使われるかもしれません。それは，このTさんが持っている医療状況，すなわち，「突然の失明」があるからです。

そこで，先程の言動をこれらの理論に照らし合わせて，さらに観察することで「ストレス」か否かを判断することが可能になるでしょう。また，これらの鑑別やフォーカスアセスメントに看護診断の定義や診断指標を用いることもできます。

表2－2 情報の整理・解釈・総合

観察

1．健康知覚－健康管理
2．栄養－代謝
3．排泄
4．活動－運動
5．睡眠－休息
6．認知－知覚
7．自己知覚－自己概念
8．役割－関係
9．セクシュアリティ－生殖
10．コーピング－ストレス耐性
11．価値－信念

整理	
1．健康知覚－健康管理	右眼失明の可能性に衝撃を受けて食事療法をもう一度やり直したい。 視力は失いたくない。 外来受診は自己判断で中止していた。 何度か内服，外来受診や食事療法を中断した経験がある。 夫も本人がやるからと関心を示していない。 中断した理由は話さない。 血糖コントロールがうまくいかず，血糖値が下がらなくても手術してほしい。合併症などの指導については，すぐ話をそらし，不機嫌になる。
2．栄養－代謝	1,400kcal 糖尿食 51kg（理想体重 45.4kg） （BMI23） FBS 189～234mg/dℓ HbA1c 12.8％ 食事時間　7時，13時，23時と夕食は夫の帰宅に合わせるため遅くなっている。 右眼の失明と言われた頃から食欲不振あり TP6.9g/dℓ アルブミン 4.2g/dℓ
4．活動－運動	右上肢の前方の挙上に制限はあるが日常生活の支障なし 視力障害 字が見えにくそうだったり，看護師の観察では歩行時にわずかな段差につまずいているが，それについては認めない。
5．睡眠－休息	夜間　4～5時間 失明と言われてから，よく眠った感じなし 入院したら手術が未定と言われて…，この2日間も同じ。
6．認知－知覚	右肩痛：痛い，だるい 前方・側方挙上困難 重いものを持ったり，特に挙上時が痛い。 温めると和らぐ。 右：矯正してもほとんど見えない。 左：0.5 両手指と両足のしびれ感あり 踵部の温度 30.9℃以下 やり直したい
7．自己知覚－自己概念	血糖値が下がらなくても，眼が大事だから早く手術をしてほしい（繰り返し訴える）。 不眠の訴え（繰り返し訴える） 視力を失うと，書道が教えられなくなり，障害者になるような気がする。 いらいらした様子 書道の先生 眼が見えなくなったら続けられない。 眼が見えなくなるのが怖いと訴える。
10．コーピング－ストレス耐性	今回の病気については，友人や近所の人には知らせたくない。だから，イライラすると訴える。友人の見舞いを喜んでいる。 書道の仲間が見舞いに来た時「眼のことがショックなの。書道が教えられない」と泣きながら話し，看護師にもその人が帰った後に訴える。 血糖値が下がらなくても手術してほしいと医師に訴える。病棟で行っている指導には参加しない。視力の話は避けており，同室者が視力の話をしていると「あの人はうるさくて，落ち着かない」と看護師に訴える。 風邪をひくからと昼間からカーテンを閉めて周りの患者と話さない。 手術を早くしてほしいということを看護師は医師に伝えていないと看護者に対してアイコンタクトなしで強い口調で訴える。

解　釈	総　合
保健信念モデルを用いて考えると，今回の入院が動機づけになったと考えるが，外来受診，食事療法などの中断の経験を持っていることから，治療／食事など再度の中断のリスクは高いと考えるが，注意して観察する必要がある。 合併症の指導については，すぐ話をそらすなどの症状は同様に保健信念モデルを用いて考えると糖尿病に関する自己管理の症状と考えられないことはないが，この場合は「血糖コントロールがうまくいかず，血糖値が下がらなくても手術してほしい。合併症などの指導については，すぐ話をそらし，不機嫌になる」といった症状からむしろストレス，不安といった感情の症状ではないかと考える。一方で，この状況は健康管理にも関係する情報だと考える。	－健康管理に対する事柄－ ・合併症などの指導については話をそらす。 ・1,400kcal糖食で体重51kg（BMI23） ・FBS 189～234mg/dℓ　HbA1c 12.8% ・中断した理由は話さない。 ・右眼失明の可能性に衝撃を受けてもう一度やり直したい。 ・外来受診を中断した経験がある。 ・夫も本人がやるからと関心を示さない。 ・食事療法を中断した経験がある。 －損傷のリスク－ ・字が見えにくそうだったりわずかな段差につまずいたりするが認めない。左：0.5，右：矯正してもほとんど見えない。
家での血糖コントロールが十分に行えていないことが血糖 HbA1c 値に表れていると考えられる，このことは食事時間，特に夜間23時の食事も影響しているのではないかと考えられる。 食欲不振があるが，栄養低下を招く状態とは TP6.9g/dℓ，アルブミン 4.2g/dℓ などから考えにくい。	
特に問題にはならない。患者に任せる。 わずかな段差にもつまずいているがそれを認めない…ことは損傷のリスクが高いと考える。同じに「見えない」と認められない何らかの感情がある。アセスメントが必要。	
左記の睡眠状態は失明に対する恐れ，あるいは喪失に関係していると考えられる。また睡眠不足も考えられる。	－睡眠障害－ ・夜間４～５時間の睡眠 ・よく眠った感じがない。 ・入院してからこの２日間も同じ
肩関節周囲炎と診断されていることから生理的な老化に伴う現象であり，患者の自覚があると考えられるので，様子をみる。 日常生活への影響とこの視力（左：0.5，右：矯正してもほとんど見えない）による損傷のリスクが考えられるか検討が必要。 「冷感」の訴えはないが皮膚の損傷のリスクとしては注意すべきであると考える。本人の認識に関するデータが必要。 やり直したいという気持ちは将来の自己管理にプラスの影響を与えると考える。	（注意） ・両手，両足のしびれ感あり ・踵部の温度30.9℃以下
血糖値が下がらなくても，眼が大事だから早く手術してほしい。不眠の訴え，同じことを繰り返して訴える（障害者になると思っている様子）など，失明に対する恐怖が伺える。 そのために不眠や同じことの訴え，本人は障害者になると思っている様子（看護師の意見）から不安が伺える。	－不安感－ ・血糖値が下がらなくても，眼が大事だから早く手術をしてほしい（繰り返し訴える）。 ・不眠の訴え（繰り返し訴える） ・視力を失うと，書道が教えられなくなる。 ・障害者になるような気がする。 ・いらいらした様子 ・眼が見えなくなるのが怖い。 ・右眼の失明を言われた頃から食欲不振あり ・合併症などの指導については話をそらす ・中断した理由は話さない
全体的にこの訴えは，社交的で周りに気を使うＴさんと比較すると，「失明する」と言われながら「手術が決まっていない」「血糖値が下がらない」ことに関連したストレスが生じていて，それを自制できないために，行動としてカーテンを閉めて周りの人と話さない。視力のことを言っていると「あの人はうるさい，落ち着かない」と訴え，血糖値が下がらなくても手術してほしいというような訴えが出ていると考える。また，　　　部分からは失明に対する「喪失」に対する感情の表れが伺える。	－ストレスが大きい－ ・血糖値が下がらなくても手術してほしい。 ・視力の話は避けており，同室者が視力の話をしていると「あの人はうるさくて，落ち着かない」と看護師に訴える。 ・風邪をひくからと言って，昼間からカーテンを閉めて周りの患者と話さない。 ・手術を早くしてほしいということを看護師が医師に伝えていないと，看護師に対して強い口調で訴える。その時のアイコンタクトはない。

江川隆子：事例で学ぶ看護過程，P.82，照林社，1996.
Becker, M.：Health belief model and sick role behavior, Health Education Monograph 2：416, Winter 1974.

個人的認知

動機づけ
- 健康問題一般についての関心
- 医学的指示を受ける気持ちがある
- 従おうという意思がある
- 積極的な健康活動に参加したいと思う

病気にかかる恐れが減少すると評価する
- 病気のかかりやすさ，かかりにくさ（病院への信頼を含む）
- 病気に対する一般的な抵抗力
- 身体的な弊害の可能性の程度*
- 社会的役割が妨げられる可能性の程度*
- 症状と過去の経験

病者役割行動をすることで自分の思っている恐れを減少させる可能性があると評価する
- 提案された養生法の安全性
- 提案された養生法の有効性（「医師と診断に対する信頼」と「回復の見込み」を含む）

媒介要因
- 人口統計学的要素（子どもや高齢者，性別，人種）
- 構造的要素（費用，継続時間，複雑さ，副作用，養生法の利用のしやすさ，新しい行動パターンの必要性）
- 態度（訪問，医師，ほかの職員，施設に対する満足度）
- 相互作用（医師・患者関係の長さ，医師の患者との同意，患者へのフィードバック）
- 可能にする要素（行動，病気あるいは養生法についての今までの経験，アドバイス，紹介者）

病者役割行動（orノンコンプライアンス行動）

以下のような行動の可能性
- 指示された治療のコンプライアンス（例：薬剤・食事・運動，習慣，フォローアップの面会の約束）

図2－3　患者役割行動に対する保健信念モデル

（2）栄養－代謝パターン

このクラスターでは，患者の食事や水分摂取，ビタミン類の栄養補給などの状態が含まれます。また，皮膚状態と栄養状況の関係や栄養摂取に影響される可能性が強い口腔粘膜の状態などが，アセスメント対象になります。

この患者の場合は食欲不振の訴えはありますが，栄養状態の指標である体重や総タンパク，アルブミンなどの値が正常範囲であること，食欲不振は失明の診断を受けたことによる「不安」などの状況として考えられます。また，1,400kcalの糖尿病食と体重51kg（BMI 23）やHbA_{1c}や血糖値，23時の夕食などからは，自己管理に対する

患者の対応に関連しているようにとれます。そこで，さらにその判断を確かめるために「食欲不振」は「自己知覚－自己概念」の項の「総合」の思考に移動して，ほかの「不安」感情の状態と総合します。また，1,400kcalの糖尿病食と体重51kg（BMI 23），HbA1cや血糖値，23時の夕食などは，先程の「健康知覚－健康管理」の自己管理に関する患者の状態と一緒にします。

（3）排泄パターン

ここでは排泄機能（腸，膀胱，皮膚など）のパターン状態，つまり，それらの規則性についてアセスメントされます。Tさんの場合は，排便は1日1回，排尿も1日4～5回あり，尿量も正常範囲内ですので，特にこのパターンで問題になる状態はみられていません。そのため，排泄に関する情報は「整理」の項にも挙げられてはいません。

（4）活動－運動パターン

このパターンに含まれる機能は非常に重要であり，運動や活動，レクリエーションなど範囲が広いのが特徴です。ですから，そのアセスメントも肺循環や活動耐性，関節可動域，移動動作，日常生活動作（ADL）などが含まれます。

Tさんの場合は，肺循環や活動耐性あるいは移動動作，日常行動には特に問題はなさそうです。関節可動域については，右肩の挙上に制限があるということで情報を「整理」しましたが，日常生活に支障はないとのことですので「総合」までは進めませんでした。しかし，「字が見えにくそうだったり，看護師の観察では歩行時にわずかな段差でもつまずくが，それについて患者は認めない」からは，転倒のリスクが考えられました。また，認めない患者の心情は気になりますので，さらにデータを得る必要があると判断しました。そこで，前述の状態は，さらに思考を進めるために「健康知覚－健康管理パターン」のところに移動させて「損傷のリスクに関する」情報と総合することにしました。また，情報がさらに必要な「患者のわずかな段差でつまずくことを認めない心情」については，これらの情報が追加されるまで思考を進めるのを中断することになります。

（5）睡眠－休息パターン

このパターンは患者の睡眠状態のアセスメントが中心です。そこで，患者の睡眠時間や熟睡感などを聴くことになりますが，Tさんは「失明と言われてから夜間不眠で4～5時間しか眠れない」と訴えています。このことは，睡眠時間から睡眠に問題があるとも考えられますし，また同時に失明に対する恐れで眠れないともとれます。そのため，同じ情報を「睡眠－休息パターン」では睡眠の問題として，また「自己知覚－自己概念」の「総合」の項に移動させたものは「恐れ」に関連する状態と一緒にして検討することにしました。

（6）認知－知覚パターン

このパターンでは，注意，感覚，あるいは意識や記憶，見当識，知識などの感覚・知覚および認知に関する機能をアセスメントします。

Tさんの両足のしびれや低温（30.9℃）などの身体的問題に対して，どんな情報の整理や解釈，総合が行われたのでしょうか。これも**表2－2**（P.102～103参照）に示していますが，右肩の疼痛は生理的な現象であり，緩和の方法も知っており，日常生活に支障がないことからこのレベルの疼痛は患者の管理に任せることにしましたので，情報を次の思考である「総合」には移動させませんでした。また，足の低温やしびれも患者の自覚や対応をしていることから，注意する程度であると考えましたが，糖尿病性の眼の合併症を考えると「総合」に進めて「分析や統合」で改めて検討したいと考えました。

また，患者の「やり直したい」は自己管理に対する意思であり，「強み」として「健康知覚－健康管理パターン」の自己管理に関する情報と一緒に検討することにしました。ここでは，このほかに「右肩痛に関する対処方法を知っている」とか日常生活に影響がないなどの患者の「強み」が観察されています。

★身体的な問題の鑑別ツール

これらの身体的問題の鑑別は，一般的に患者の訴えだけでなく，生理学や病態学の知識や医師の行った検査所見，あるいは自分で行うフィジカルアセスメント（physical examination）によって聴取されます。

このフィジカルアセスメントは，主に患者の身体的部分の観察に用いられるものです。この技術はアメリカでは，かなり以前からICUや地域看護師（NP）の間で患者の身体的状態をスクリーニングするために用いられていました。もちろん，その他の臨床場面でも，看護師はバイタルサインの測定，血圧測定，関節可動域や皮膚の観察などでこの技術を使っていますが，非常に限られた範囲でのフィジカルアセスメントでした。しかし，看護診断が導入されてからは，この技術の使用は不可欠になっています。特に，「活動－運動」「認知－知覚」「栄養－代謝」「排泄」などのパターンにおけるアセスメントとして，呼吸音，心音，関節可動域，腹部の状態，知覚，感覚などその状態を鑑別するための重要なデータとなっています。

事例検討の限界

この事例の中でもデータが不足しているので，次のステップの「総合」に，「情報が不足しているので判断が困難」といった解釈をした塊の情報は，移行することができません。その時は，この情報の塊から看護診断を解釈するためにフォーカスアセスメントを行い，情報を収集する必要があります。これが，このような事例検討では，患者がそこにいないのでできません。ですから，ここでは追加されるデータがないままに思考過程を展開することになります。それが事例検討の一つの限界です。

（7）自己知覚−自己概念パターン

このパターンでは，自己に対する知覚に焦点が当てられています。すなわち，不安や恐怖，あるいは無力感，絶望などの情動に関するものと，自己のアイデンティティーや自己価値，ボディイメージに関する全般的な感情に焦点をあてています。

★自己概念について

自己概念は「自分は何者か」といった知覚・感覚です。この知覚・感覚には身体的自己と人格自己があるとされています。

身体的自己は，感覚的体験を通して得るその人の体に対する気付きです。一方，人格自己はその人自身に対する尊敬や価値で，その人の健康管理に対する考えや行動にも影響を与えるものです。

身体的自己の障害は，ボディイメージの混乱として看護診断されるもので，この問題は身体の一部分を喪失することが原因で起こってくる感情であると言われています。また，人格自己の障害は，自尊感情の混乱として表れるもので，これは自分に対する価値を低く持ったり，あるいはマイナスに評価することで起こるもので，自分に対する脅威や不安，あるいは無力感，自尊感情の低下として表れます。

そこで，以上のような状態が予測される場合，自己概念に関する全般的な感情や情動を把握することが大切です。その時，患者の訴えだけでなく，しぐさ，話し方，姿勢や視線，手足の動きなど細やかな観察が必要です。

この自己概念を説明するものに自己概念の永続理論（クームスとスニイグ）[3)]があります。この理論は**図２－４**に示すように，その人の自己概念を３つのレベルに分けて，中心の［A］をその人にとって必須の部分とし，重要な自己の側面であると位置づけています。この自己概念には複数の理論家が賛同しており，社会相互作用や重要

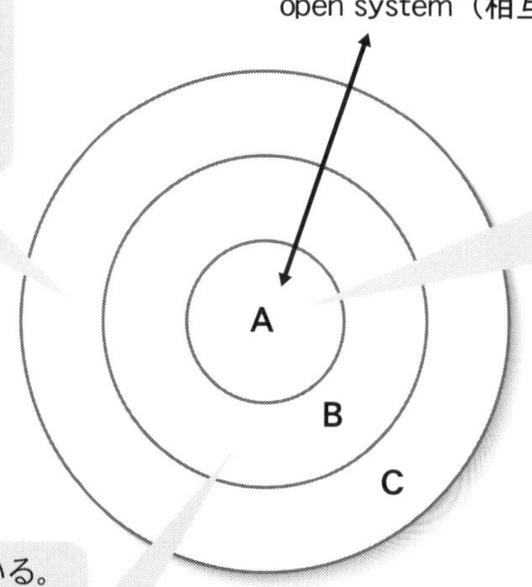

図２－４　クームスとスニイグの自己概念を用いてTさんの状態を検討

他者との関係において形成されるものであるとされています。言い換えれば，その人の自己概念は，その人の生涯で得る社会的な経験を通して育まれるものであるとされているのです。

これをTさんにあてはめて考えると，**図２－４**に示しているように，Tさんにとって書道の先生，あるいは書道が上手ということは，Tさんの自己概念として育っていることが考えられます。

そうすると，Tさんが医師から右眼の失明を宣告されてから，「血糖が下がらなくても手術をしてほしい」「眼が大事だから早く手術をしてほしい」と非常に強く訴えていること，また，そのために眠れないとか，障害者になると思っていることは，Tさんの自己概念に対する脅威としてとれるものです。そこで，ここでは失明に対する恐怖と考えて，これらの情報を「総合」の項に移動して検討することにしました（**表２－２**〈P.102～103〉を参照）。

（８）コーピング－ストレス耐性パターン

このパターンは，人のストレスに対する耐性に主眼をおいています。ですから，ストレスの状態だけでなく，その対処方法も含まれています。

このような心理的なストレス耐性を理解するための１つの理論にラザルスの理論（**図２－５**）[4]があります。この理論は，その人がストレスを受けた時，どのように認

江川隆子：これなら使える看護診断，第4版，P.278，医学書院，2010.

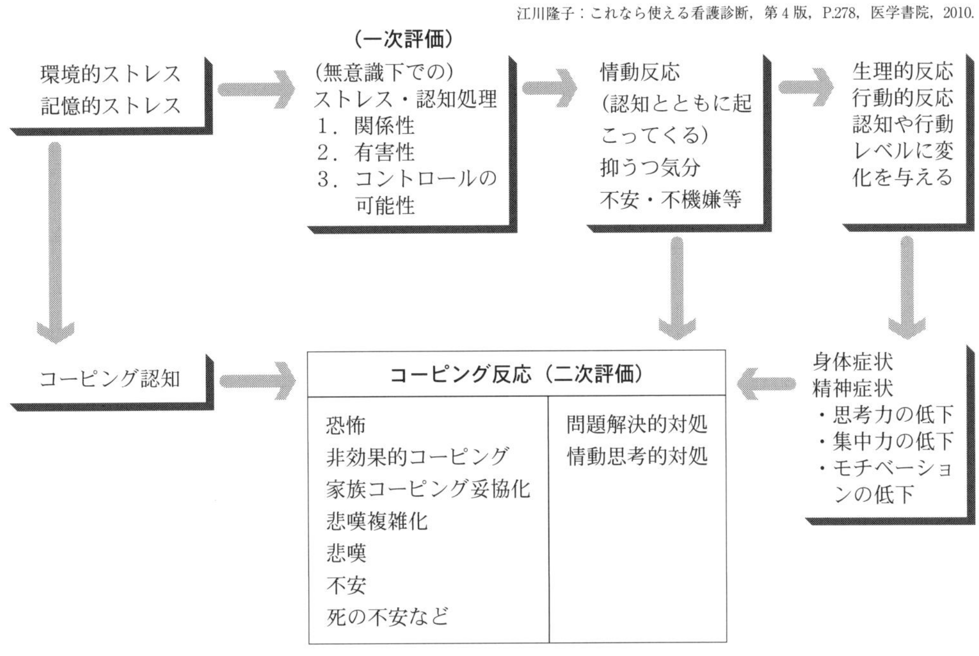

図2－5　心理的ストレス・コーピングの概念

知して，どのようなプロセスで発展していくか，またどのようにして対処の経路をたどり適応していくかを解説するものです。このTさんの視力のことを言っている患者を「あの人はうるさい，落ち着かない」と看護師に訴えていること，また，風邪をひくからといって昼間からカーテンを閉めて周りの人と話さないこと，看護師に早く手術をしてほしいと言っているのに医師に報告していないのではないかと強い口調で訴えることなどは，失明すると言いながら手術が決まらないことで，そのストレスに対処できない表れでないかと考えられます。また，**表2－2**（P.102～103参照）の「整理」の項　　　の部分に示されている「書道が続けられないかもと言って泣いている」という情報はむしろ，失明という喪失に対する不安の感情ではないかと考えられます。そこで，この部分の情報は「総合」の項では「自己知覚－自己概念パターン」内の「不安感情」に移動させて検討することにしました。そして，「整理」の項で整理した残りの情報は，ストレス耐性に関係するものとして「総合」の項に移動させました。

注：「役割－関係パターン」「セクシュアリティ－生殖パターン」「価値－信念パターン」は特に問題がなかったので，説明を省きました。これらに関係する情報をそれぞれのパターンでどのように収集するかは，Part 1の機能的健康パターンの項（**表1－3**〈P.19～23参照〉）を参考にしてください。

4. 分析

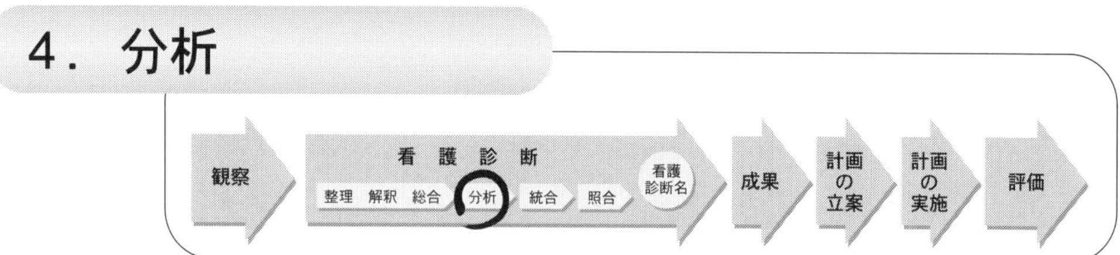

以上のように総合された「情報のかたまり」は，さらに鑑別やフォーカスアセスメントを経て分析へ移ります。分析では幾つかの判断が行われます。その1つが「総合された情報のかたまり」に対する命名で，2つ目が，さらにこの「総合された情報のかたまり」に対する推論です。最終的には，「総合された情報のかたまり」はそれぞれの推論に基づいて対応する「看護診断の定義や診断指標」と照合され，それぞれの情報は原因（E）や徴候（S）に分類されます。この事例で，「総合」に思考を前進させた「情報のかたまり」は全部で6つあります。これらが，まず分析の対象になるものです。**表2－3**（P.112～113参照）は，それらの「総合された情報のかたまり」の分析例を示したものです。

1）分析 －Step 1－

最初の分析は，総合で「命名」した問題名を看護診断指標と照らし合わせて既存の看護診断名に置き換えることです。最初の命名から看護診断名を活用しているものには，この作業はいりません。例えば，この事例の「健康知覚－健康管理パターン」の「健康管理に関する事柄」に対して言えば，既存の看護診断名に置き換えると「非効果的健康自主管理（リスク状態)」になるということです。

2）分析 －Step 2－

次のステップは，これ以外にこの状態（塊の情報）を推論することはできるだろうかというクリティカル思考です。看護過程のどの段階でも推論は行われます。その推論は看護者個々によって闇雲にされるものではありません。ちょっとした推論のためのルールがあります。その1つは，NANDA-Iの分類の中で，同じ「類」に分類されている，その他の看護診断は推論できないかというものです。もう1つは，情報の整理・解釈総合の思考で，情報がどのように解釈されて移動したかによるものです。言い換えれば，その情報が移動される前のクラスターに分類されている看護診断のどれかは推論できないかというものです。この場合は，ゴードンの機能的健康パターンが基になります。例えば，「非効果的健康自主管理」に対して非常にその状況範囲が類

似しているものは，NANDA-Iの「領域」ヘルスプロモーション，「類」健康管理行動の「看護診断の焦点」：健康管理です。しかし，どう見ても類似するものがありません。したがって，この法則から推論は出てこないでしょう。

一方，「非効果的健康自主管理」と判断した看護診断に含まれている体重，23時の夕食などの情報は，機能的健康パターンの「栄養—代謝」のクラスターから移動されてきています。したがって，そのクラスターに分類されている「過体重リスク状態」が推論できないだろうかと考えるものです。そこで，この例からは，推論，「非効果的健康自主管理」以外では，「過体重リスク状態」が推論されたことになります。

3）分析　－Step 3－

分析の最後は，推論に沿って「命名された看護診断」をNANDA-I看護診断と照合して，収集されている情報を徴候（S）と関連因子（E）に分類することです。この事例に関しては，**表2－3**（P.112～113参照）にありますように，「命名された看護診断」を含め，推論したすべての看護診断において行われるものです。

このように分析された問題は，分析がそれぞれ終わるごとに，看護師によって最初の観察の時に描かれた患者の治療状況の中に追加され，関係が明らかになっていくのです。

そして，**図2－6**（P.115参照）のような関連図が看護者の頭の中で描かれていくのです。

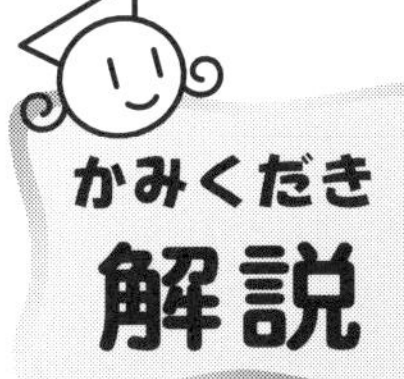

分析での注意

分析でよくするあやまちが幾つかあります。その1つが，診断指標を自分の患者の情報と入れ替えてしまうことです。確かにNANDA-Iによって承認されている診断指標は，写（真似）したい程，明文化に耐えうるものです。とはいっても，患者の状態はその患者本来のものです。ですから，そう思えたらぜひ，写したり，入れ替えたりするのではなく，それにより近い情報内容を患者から収集できるように心がけてください。

もう1つのあやまちは，不確かな関連因子（原因）であるにもかかわらず，これでもかこれでもかと幾つも確定することです。看護診断に対する関連因子は，医師の病気の診断とその原因との関係のような直接的な「原因・結果」的なものではありません。ですから，あせらずに，はっきりわかる関連因子だけを確定することが大切です。

表２－３　分析のステップ

	ステップ１ （既存のNANDA-Iの診断名に置き換える）	ステップ２ （推論）	ステップ３ （照合）	結　果
健康知覚―健康管理	－健康管理に対する事柄－ **→非効果的健康自主管理（リスク状態）** 右眼失明の可能性に衝撃を受けてもう一度やり直したい。 視力は失いたくない。 外来受診を中断したことがある。 食事療法を中断した経験がある。 夫も本人がやるから関心を示していない。 中断した理由は話さない。合併症などの指導については話をそらす。 1,400kcal，体重 51kg，BMI = 23，FBS 189～234mg/dℓ，HbA1c 12.8％	１）非効果的健康自主管理（リスク状態） ２）健康自主管理促進準備状態 ３）非効果的家族健康自主管理 ４）過体重リスク状態	NANDA-Ⅰの非効果的健康自主管理の関連因子→危険因子（P.55図１－23参照）と，また必要量以上の看護診断の指標と関連因子とを照合した結果，結果にあるような判断をした。	非効果的健康自主管理（リスク状態）：食事療法 R）夫も本人がやるからと関心を示していない。
	－損傷のリスク－ **→損傷リスク状態** 字が見えにくそうだったりわずかな段差につまずいたりするが認めない。左：0.5，右：矯正してもほとんど見えない。	１）損傷リスク状態 ２）周術期体位性損傷リスク状態	NANDA-Ⅰの損傷リスク状態と周術期体位性損傷リスク状態と照合した結果，結果のような判断をした。	損傷リスク状態 R）字が見えにくそうだったり，わずかな段差につまずくがそれを認めない。
睡眠―休息	－睡眠障害－ **→不眠** 夜間４～５時間の睡眠よく眠った感じがない。入院してからこの２日間も同じ。	１）不眠	NANDA-Ⅰの不眠と照合した結果，結果にあるような判断をした。	不眠 S）夜間４～５時間の睡眠 S）よく眠った感じがない。 入院してからこの２日間も同じ。

表2－3の続き

	ステップ1（既存のNANDA-Iの診断名に置き換える）	ステップ2（推論）	ステップ3（照合）	結　果
自己知覚―自己概念	－不安感－ **→不安** 血糖値が下がらなくても，眼が大事だから早く手術をしてほしい（繰り返し訴える）。 不眠の訴え（繰り返し訴える） 視力を失うと，書道が教えられなくなる。 障害者になるような気がする。 いらいらした様子 眼が見えなくなるのが怖い。 右眼の失明を言われた頃から食欲不振あり 合併症などの指導については話をそらす 中断した理由は話さない	1）不安 2）不眠	NANDA-Iの不安と不眠と照合した結果，結果にあるような判断をした。	不安 S）「血糖値が下がらなくても，眼が大事だから早く手術をしてほしい」（繰り返し訴える） S）不眠の訴え S）いらいらした様子 S）右眼の失明を言われた頃から食欲不振あり S）「視力を失うと，書道が教えられなくなる」 S）「障害者になるような気がする」 S）「眼が見えなくなるのが怖い」
コーピング―ストレス耐性	－ストレスが大きい－ **→非効果的コーピング** 血糖値が下がらなくても手術してほしい。 視力の話は避けており，同室者が視力の話をしていると「あの人はうるさくて，落ち着かない」と看護師に訴える。 風邪をひくからと言って，昼間からカーテンを閉めて周りの患者と話さない。 手術を早くしてほしいと言うことを看護師が医師に伝えていないと，看護師に対して強い口調で訴える。その時のアイコンタクトはない。	1）非効果的コーピング 2）コーピング促進準備状態 3）防御的コーピング	NANDA-Iの非効果的コーピングとコーピング促進準備状態，防御的コーピングと照合した結果，結果にあるような判断をした。	非効果的コーピング S）血糖値が下がらなくても手術してほしい。 S）視力の話は避けており，同室者が視力の話をしていると「あの人はうるさくて，落ち着かない」と看護師に訴える。 S）風邪をひくからと言って，昼間からカーテンを閉めて周りの患者と話さない。 S）手術を早くしてほしいということを看護師が医師に伝えていないと，看護師に対して強い口調で訴える。その時のアイコンタクトはない。

5．統合

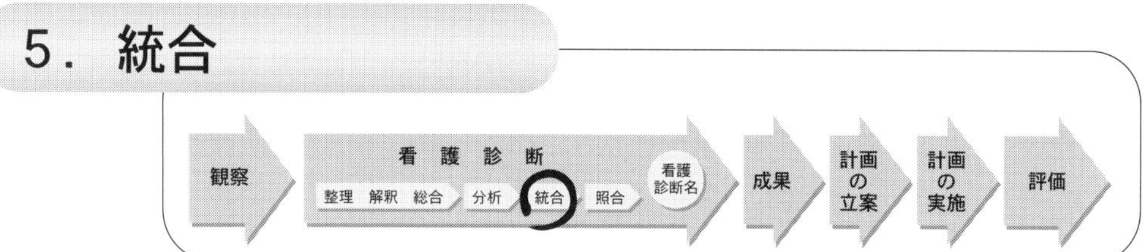

前述のように分析された看護診断は，このままでも看護診断できる状態になっています。この事例では，「不眠」「非効果的コーピング」「不安」「非効果的健康自主管理」「損傷リスク状態」が分析を終えています。

次のステップの統合は，これらの看護診断の間の関係をさらに明らかにしようとするものです。言い換えれば，患者の生理学的な背景や治療背景を基礎に，その患者の全体の中でこれらの看護診断を確かめようとするものです（**図２－６**）。

関連図（**図２－６**）での「　」は原因から結果への方向を示し，「　」は治療やケアとの関係を示しています。これらの「　」は，情報が的確であればあるほど，関係がみやすくなるはずです。ここでは，「右視力を失う，それなのに手術が決定されない」ことを患者は非常に悩んでおり，普段のＴさんらしい他者との関係がつくられていないことが気になりますので，この「　」を判断した結果，**図２－７**のように統合することができます。あるいは，患者の不安の感情を重視した場合は，「不安」と判断し，非効果的コーピングは，「不安」の要因として判断することもあります。その場合は，「不安」と診断することになるでしょう。

もちろん，総合の時点でも，この時点でもADLケアの対処となる看護援助や医療問題もこうした関連図の中で再確認する必要がありますので，この関連図の中に入れて考える必要があります。

■**基礎知識**
２型糖尿病
インスリンの不完全な分泌，組織のインスリンの反応低下，肝臓でのブドウ糖生産の増加などによるインスリンの相対的な欠乏による。そのため，グルコースはエネルギー代謝のために細胞内に運ばれることができない。その結果，グルコースは血中に蓄積される。

高血糖

血栓形成促進
毛細血管
基底膜障害

血管抵抗の減弱
血流の増加

血管腔の閉塞
血管壁変性

血管内圧上昇
血管透過性亢進

硝子体出血
網膜症

視力障害
右はほとんど見えない

右硝子体出血

硝子体
切除予定

注）両手両足のしびれ感あり，踵部の温度30.9℃以下

ノボリンＲ２Ｕ
モノタード８Ｕ

食事1,400kcal

２型DM（33歳で診断）HbA1c12.8％

会社員　45歳
書道の先生（自宅）

右眼失明について説明される

NDx：非効果的健康自主管理（リスク状態）：食事療法
Ｒ）夫も本人がやるからと関心を示していない。

プラスに働く「強み」
「もう一度やり直したい」

NDx：不安
Ｓ）「血糖値が下がらなくても，眼が大事だから早く手術をしてほしい」（繰り返し訴える）
Ｓ）不眠の訴え
Ｓ）いらいらした様子
Ｓ）右眼の失明を言われた頃から食欲不振あり
Ｓ）「視力を失うと，書道が教えられなくなる」
Ｓ）「障害者になるような気がする」
Ｓ）「眼が見えなくなるのが怖い」

NDx：不眠
Ｓ）夜間４～５時間の睡眠
Ｓ）よく眠った感じがない。入院してからこの２日間も同じ。

NDx：非効果的コーピング
Ｓ）血糖値が下がらなくても手術をしてほしい。
Ｓ）視力の話は避けており，同室者が視力の話をしていると「あの人はうるさくて，落ち着かない」と看護師に訴える。
Ｓ）風邪をひくからと言って，昼間からカーテンを閉めて周りの患者と話さない。
Ｓ）手術を早くしてほしいということを看護師が医師に伝えていないと，看護師に対して強い口調で訴える。その時のアイコンタクトはない。

NDx：損傷リスク状態
Ｒ）字が見えにくそうだったり，わずかな段差につまずくがそれを認めない。

図２－６　関連図（統合前）

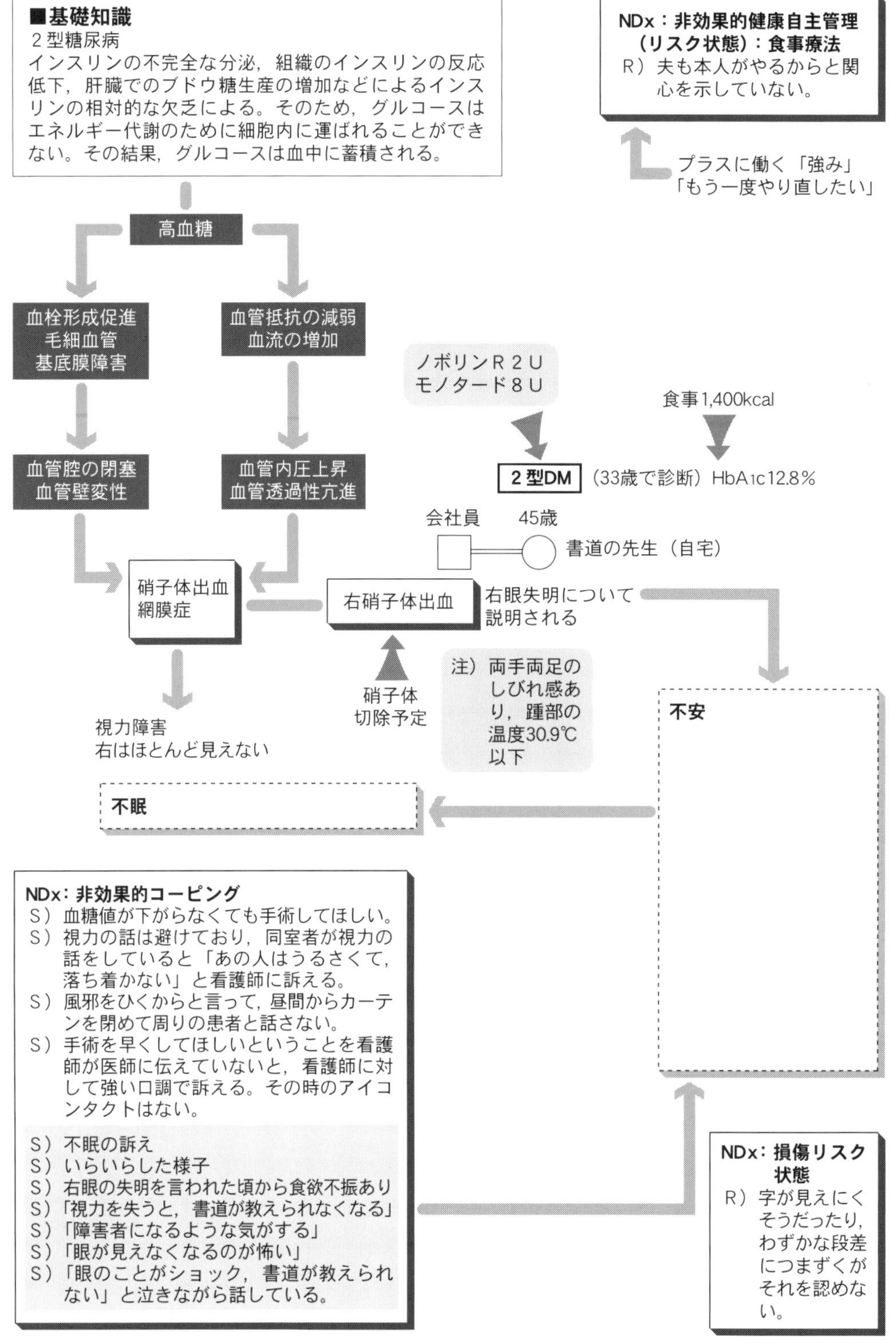

■基礎知識
2型糖尿病
インスリンの不完全な分泌，組織のインスリンの反応低下，肝臓でのブドウ糖生産の増加などによるインスリンの相対的な欠乏による。そのため，グルコースはエネルギー代謝のために細胞内に運ばれることができない。その結果，グルコースは血中に蓄積される。
NDx：非効果的健康自主管理（リスク状態）：食事療法
R）夫も本人がやるからと関心を示していない。
プラスに働く「強み」「もう一度やり直したい」
高血糖
血栓形成促進 毛細血管 基底膜障害
血管抵抗の減弱 血流の増加
ノボリンR 2U
モノタード8U
食事1,400kcal
血管腔の閉塞 血管壁変性
血管内圧上昇 血管透過性亢進
2型DM
（33歳で診断）HbA1c12.8％
会社員
45歳
書道の先生（自宅）
硝子体出血 網膜症
右硝子体出血
右眼失明について説明される
硝子体 切除予定
注）両手両足のしびれ感あり，踵部の温度30.9℃以下
視力障害
右はほとんど見えない
不安
不眠
NDx：非効果的コーピング
S）血糖値が下がらなくても手術してほしい。
S）視力の話は避けており，同室者が視力の話をしていると「あの人はうるさくて，落ち着かない」と看護師に訴える。
S）風邪をひくからと言って，昼間からカーテンを閉めて周りの患者と話さない。
S）手術を早くしてほしいということを看護師が医師に伝えていないと，看護師に対して強い口調で訴える。その時のアイコンタクトはない。
S）不眠の訴え
S）いらいらした様子
S）右眼の失明を言われた頃から食欲不振あり
S）「視力を失うと，書道が教えられなくなる」
S）「障害者になるような気がする」
S）「眼が見えなくなるのが怖い」
S）「眼のことがショック，書道が教えられない」と泣きながら話している。
NDx：損傷リスク状態
R）字が見えにくそうだったり，わずかな段差につまずくがそれを認めない。

図2－7 関連図（統合後）

6．再照合

観察 → 看護診断（整理　解釈　総合 → 分析 → 統合 → 再照合 → 看護診断名） → 成果 → 計画の立案 → 計画の実施 → 評価

この再照合は「統合される」ことで，ほかの看護診断の情報を吸収合併した「看護診断」を，もう一度看護診断ハンドブックの看護診断の定義指標と比べることを意味しています。この事例では，「非効果的コーピング」がそれにあたります。そして，これが，看護診断過程（アセスメント過程）の最終段階です。

7. 看護診断

再照合が終わると，最終的に看護診断が決定されます。この事例では，以下のような看護診断が決定されました。

1．NDx：非効果的コーピング

原因（E）：（手術の未決定，右眼の失明）

症状（S）：・血糖が下がらなくても手術をしてほしい
・視力の話は避けており，同室者が視力の話をしていると「あの人はうるさくて，落ち着かない」と看護師に訴える
・風邪をひくからと言って，昼間からカーテンを閉めて周りの患者と話さない
・手術を早くしてほしいということを看護師が医師に伝えていないと，看護師に対して強い口調で訴える。その時のアイコンタクトはない
・不眠の訴え
・いらいらした様子
・「障害者になるような気がする」
・「眼が見えなくなるのが怖い」
・「眼のことがショック，書道ができなくなる」と泣きながら話している

2．NDx：非効果的健康自主管理（リスク状態）：

したがって，危険因子に注目して，今までに行ってきた状態には関心をおいていませんので以下のように危険因子だけを提示しました。普通は，この診断は実在型ですので，症状・徴候（S）が存在していなくてはなりません。それは十分に承知した上です。臨床的には，危険因子に対して看護治療をやっているからです。

危険因子（R）：夫も本人がやるからと関心を示していない

3．NDx：損傷リスク状態

危険因子（R）：字が見えにくそうであり，わずかな段差につまずくがそのことを認めない

周知のように，統合の段階まで思考が進められた，すべての看護上の問題が「看護診断」としての看護治療の対象になるとは限りません。あるものは伝達されるだけ，あるいは体温表に観察項目を挙げて記録する，あるいはベッドサイドの記録用紙に観察項目を加えて観察する，１～２，あるいは１週間標準看護計画で援助されるという判断をされることがあります。この事例では「両手足のしびれと踵部の温度30.9℃以下」は体温表に記録され，観察が続けられることになるでしょう。また，「非効果的健康自主管理」は，手術が終了後に看護治療として援助が開始されることが効果的だと考え，入院時の看護診断としては積極的に挙げることはないでしょう。

8．医療問題（共同問題）

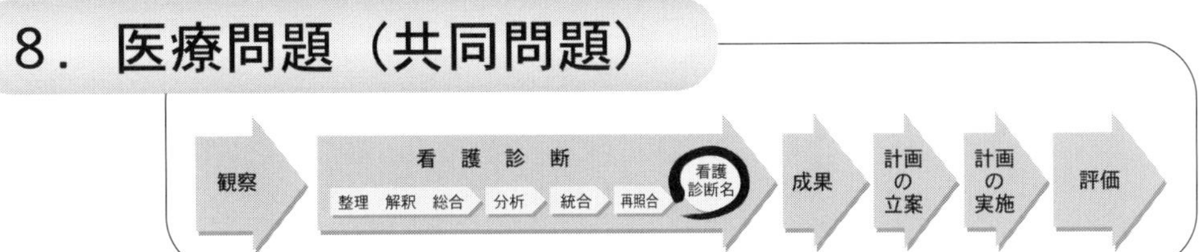
観察
看護診断
整理　解釈　総合
分析
統合
再照合
看護診断名
成果
計画の立案
計画の実施
評価

医療問題（共同問題）の判定は先に述べたように，その問題の直接的な原因が，その人が持っている疾病や受けている治療が原因であるということです。また，その問題に対して行うADLケアでは，その期待される効果が低い場合，その問題は「医療問題」として扱われます。といっても，直接的な援助や処置の中心は看護師であることを忘れないでください。

この事例では，インスリンに対する「CP：低血糖」が考えられるかもしれません。ところで，これらの医療問題は，看護過程のどの段階でもその状態が観察されたなら判断されるものです。そして，それらは医師の同意のもとで立てられるものです。ですから，Part 1（かみくだき解説「共同問題の成果（目標）」〈P.66参照〉）で述べたように，これらの問題に対する「成果（期待される結果）」は立てないのが原則です。ということは，看護計画の観察計画（OP）でその状態が起こっているか，あるいは起こっている状態を詳しく観察するための観察項目が挙げられることになるでしょう。言い換えれば，ここに挙げられる観察項目は，その患者の持っている病気の病態生理や治療の内容に起因するものです。したがって，それらについても医師との協働が必要になるでしょう。

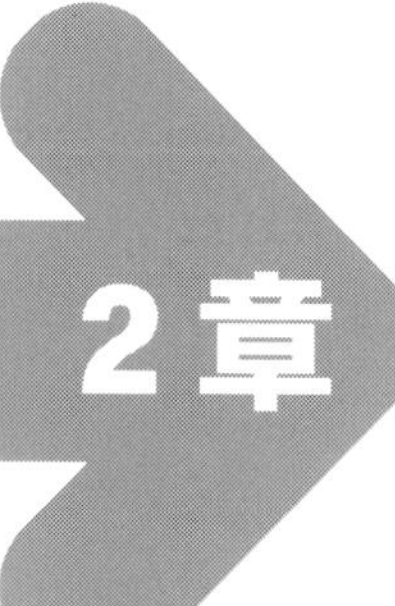

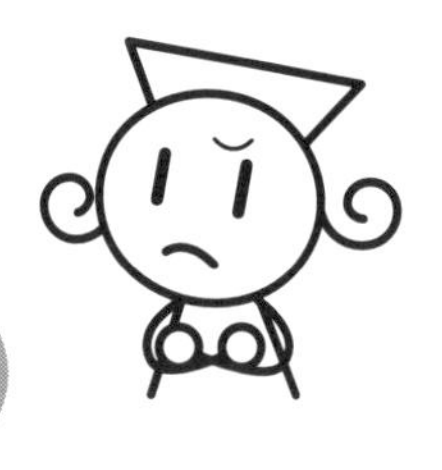

看護診断と成果(期待される結果)，看護治療計画との関係

看護診断が決定されると，看護治療（援助）を行うためにその目標と計画が立てられます。Part 1で説明したように，診断の指標，関連因子と目標，その目標と看護計画の観察計画の間には密接な関係があります。以下は，Tさんの入院3日目に診断された「非効果的コーピング」に対する「成果」と看護治療計画の「観察計画」について述べたものです。

1．NDx：非効果的コーピング

原因（E）：（手術の未決定，右眼の失明）

症状（S）：・血糖値が下がらなくても手術をしてほしい
・視力の話は避けており，同室者が視力の話をしていると「あの人はうるさくて，落ち着かない」と看護師に訴える
・風邪をひくからと言って，昼間からカーテンを閉めて周りの患者と話さない
・手術を早くしてほしいということを看護師が医師に伝えていないと，看護師に対して強い口調で訴える。その時のアイコンタクトはない
・不眠の訴え
・いらいらした様子
・「障害者になるような気がする」
・「眼が見えなくなるのが怖い」
・「眼のことがショック，書道ができなくなる」と泣いて話している

成果（期待される結果）

1．現在の治療状況を受容できていることを，
・測定できる以下の表現を用いて記述する（成果の評価日も決定しておく）

そこで，

1）血糖値が下がらなくても……手術してほしい，視力の話を避ける，あの人はうるさいなどというような訴えがなくなる（○月○日までに）
2）視力のことがショック，書道ができなくなると泣くことが軽減する（○月○日までに）
3）昼間からカーテンを閉めなくなる（○月○日までに）
4）不眠の訴えが消失する（○月○日までに）

看護計画

観察（OP）：

1．患者の言動「目標１」の有無と頻度
2．不眠の訴えの有無
3．その他のストレスコーピング障害の随伴症の有無

となるでしょう。この中から，臨床的にどの「成果」が達成するとこの看護診断が最も解消されているかを考えると，それは，臨床的経験から，1）と3）を選択してこの看護診断の最終的な「成果」とするかもしれません。

2．NDx：非効果的健康自主管理（リスク状態）：食事療法

危険因子（R）：夫も本人がやるからと関心を示していない
＊この場合は手術が終了するまで問題としては取り上げるのを控える
一般的な指導，患者の参加は自由にする

3．NDx：損傷リスク状態

危険因子（R）：字が見えにくそうだったり，わずかな段差につまずくがそのことを認めない

成果

1．字が見えにくい。わずかな段差につまずくことを表出できる（○月○日までに）

看護計画

観察（OP）：

1．身体外傷の有無
2．眼のこと，段差などについての患者の表現

援助計画（TP）：省略

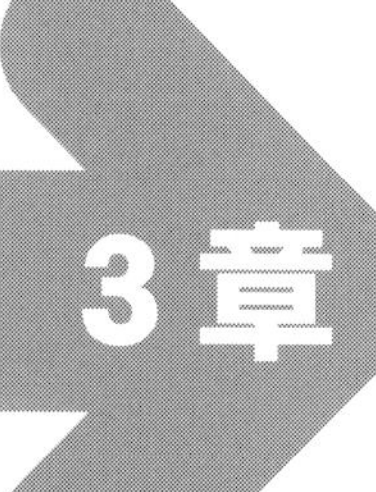

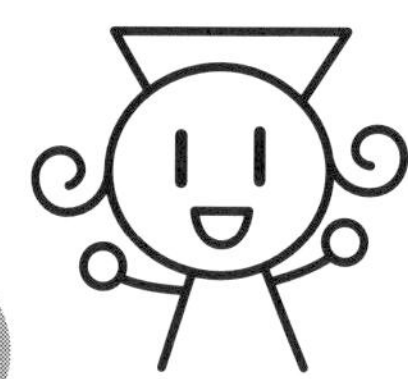

3章 全体の事例展開

この章では，今までみてきた事例の看護診断過程全体を，図表だけでみていきます。

すでに出てきた図表を繰り返し掲載していますが，思考を整理するつもりでもう一度じっくり読み込んでください。

特に，ここでは情報の総合と分析の関連図を新たに作っています。これは普段は作らないものですが，分析の思考過程がわかるように関連図に書き表したものです。

これで診断過程の全体がつかめればもうOKですね。

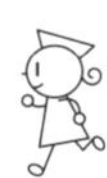

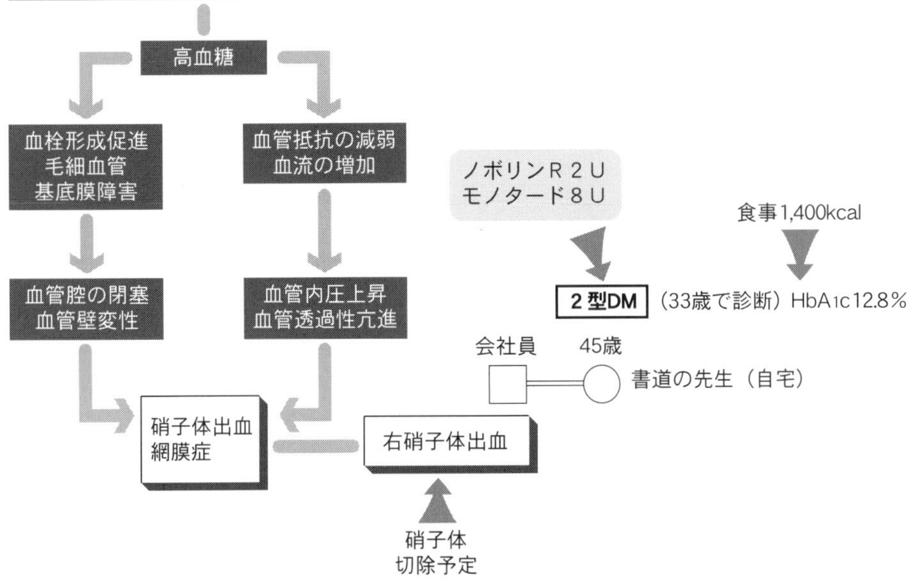
■基礎知識
２型糖尿病
インスリンの不完全な分泌，組織のインスリンの反応低下，肝臓でのブドウ糖生産の増加などによるインスリンの相対的な欠乏による。そのため，グルコースはエネルギー代謝のために細胞内に運ばれることができない。その結果，グルコースは血中に蓄積される。
高血糖
血栓形成促進
毛細血管
基底膜障害
血管抵抗の減弱
血流の増加
血管腔の閉塞
血管壁変性
血管内圧上昇
血管透過性亢進
硝子体出血
網膜症
右硝子体出血
硝子体
切除予定
ノボリンＲ２Ｕ
モノタード８Ｕ
食事1,400kcal
２型DM
（33歳で診断）HbA1c12.8％
会社員
45歳
書道の先生（自宅）

図２－８　関連図（総合）

表２－４　情報の整理・解釈・総合

観察 ▶▶▶ 整理

観察	整理	
1．健康知覚－健康管理	1．健康知覚－健康管理	右眼失明の可能性に衝撃を受けて食事療法をもう一度やり直したい。 視力は失いたくない。 外来受診は自己判断で中止していた。 何度か内服，外来受診や食事療法を中断した経験がある。 夫も本人がやるからと関心を示していない。 中断した理由は話さない。 血糖コントロールがうまくいかず，血糖値が下がらなくても手術してほしい。合併症などの指導については，すぐ話をそらし，不機嫌になる。
2．栄養－代謝	2．栄養－代謝	1,400kcal 糖尿食 51kg（理想体重 45.4kg） (BMI23) FBS 189～234mg/dℓ HbA1c 12.8% 食事時間　7 時，13 時，23 時と夕食は夫の帰宅に合わせるため遅くなっている。 右眼の失明と言われた頃から食欲不振あり TP6.9g/dℓ アルブミン 4.2g/dℓ
3．排泄	4．活動－運動	右上肢の前方の挙上に制限はあるが日常生活の支障なし 視力障害 字が見えにくそうだったり，看護師の観察では歩行時にわずかな段差につまずいているが，それについては認めない。
4．活動－運動	5．睡眠－休息	夜間　4～5 時間 失明と言われてから，よく眠った感じなし 入院したら手術が未定と言われて…，この 2 日間も同じ。
5．睡眠－休息	6．認知－知覚	右肩痛：痛い，だるい 前方・側方挙上困難 重いものを持ったり，特に挙上時が痛い。 温めると和らぐ。 右：矯正してもほとんど見えない。 左：0.5 両手指と両足のしびれ感あり 踵部の温度 30.9℃以下 やり直したい
6．認知－知覚	7．自己知覚－自己概念	血糖値が下がらなくても，眼が大事だから早く手術をしてほしい（繰り返し訴える）。 不眠の訴え（繰り返し訴える） 視力を失うと，書道が教えられなくなり，障害者になるような気がする。 いらいらした様子 書道の先生 眼が見えなくなったら続けられない。 眼が見えなくなるのが怖いと訴える。
7．自己知覚－自己概念	10．コーピング－ストレス耐性	今回の病気については，友人や近所の人には知らせたくない。だから，イライラすると訴える。友人の見舞いを喜んでいる。 書道の仲間が見舞いに来た時「眼のことがショックなの。書道が教えられない」と泣きながら話し，看護師にもその人が帰った後に訴える。 血糖値が下がらなくても手術してほしいと医師に訴える。病棟で行っている指導には参加しない。視力の話は避けており，同室者が視力の話をしていると「あの人はうるさくて，落ち着かない」と看護師に訴える。 風邪をひくからと昼間からカーテンを閉めて周りの患者と話さない。 手術を早くしてほしいということを看護師は医師に伝えていないと看護者に対してアイコンタクトなしで強い口調で訴える。
8．役割－関係		
9．セクシュアリティ－生殖		
10．コーピング－ストレス耐性		
11．価値－信念		

解　釈	総　合
保健信念モデルを用いて考えると，今回の入院が動機づけになったと考えるが，外来受診，食事療法などの中断の経験を持っていることから，治療／食事など再度の中断のリスクは高いと考えるが，注意して観察する必要がある。 合併症の指導については，すぐ話をそらすなどの症状は同様に保健信念モデルを用いて考えると糖尿病に関する自己管理の症状と考えられないことはないが，この場合は「血糖コントロールがうまくいかず，血糖値が下がらなくても手術してほしい。合併症などの指導については，すぐ話をそらし，不機嫌になる」といった症状からむしろストレス，不安といった感情の症状ではないかと考える。一方で，この状況は健康管理にも関係する情報だと考える。	－健康管理に対する事柄－ ・合併症などの指導については話をそらす。 ・1,400kcal糖食で体重51kg（BMI23） ・FBS 189～234mg/dℓ　HbA1c 12.8% ・中断した理由は話さない。 ・右眼失明の可能性に衝撃を受けてもう一度やり直したい。 ・外来受診を中断した経験がある。 ・夫も本人がやるからと関心を示さない。 ・食事療法を中断した経験がある。 －損傷のリスク－ ・字が見えにくそうだったりわずかな段差につまずいたりするが認めない。左：0.5，右：矯正してもほとんど見えない。
家での血糖コントロールが十分に行えていないことが血糖 HbA1c 値に表れていると考えられる，このことは食事時間，特に夜間23時の食事も影響しているのではないかと考えられる。 食欲不振があるが，栄養低下を招く状態とはTP6.9g/dℓ，アルブミン4.2g/dℓなどから考えにくい。	
特に問題にはならない。患者に任せる。 わずかな段差にもつまずいているがそれを認めない…ことは損傷のリスクが高いと考える。同じに「見えない」と認められない何らかの感情がある。アセスメントが必要。	
左記の睡眠状態は失明に対する恐れ，あるいは喪失に関係していると考えられる。また睡眠不足も考えられる。	－睡眠障害－ ・夜間４～５時間の睡眠 ・よく眠った感じがない。 ・入院してからこの２日間も同じ
肩関節周囲炎と診断されていることから生理的な老化に伴う現象であり，患者の自覚があると考えられるので，様子をみる。 日常生活への影響とこの視力（左：0.5，右：矯正してもほとんど見えない）による損傷のリスクが考えられるか検討が必要。 「冷感」の訴えはないが皮膚の損傷のリスクとしては注意すべきであると考える。本人の認識に関するデータが必要。 やり直したいという気持ちは将来の自己管理にプラスの影響を与えると考える。	（注意） ・両手，両足のしびれ感あり ・踵部の温度30.9℃以下
血糖値が下がらなくても，眼が大事だから早く手術してほしい。不眠の訴え，同じことを繰り返して訴える（障害者になると思っている様子）など，失明に対する恐怖が伺える。 そのために不眠や同じことの訴え，本人は障害者になると思っている様子（看護師の意見）から不安が伺える。	－不安感－ ・血糖値が下がらなくても，眼が大事だから早く手術をしてほしい（繰り返し訴える）。 ・不眠の訴え（繰り返し訴える） ・視力を失うと，書道が教えられなくなる。 ・障害者になるような気がする。 ・いらいらした様子 ・眼が見えなくなるのが怖い。 ・右眼の失明を言われた頃から食欲不振あり ・合併症などの指導については話をそらす ・中断した理由は話さない
全体的にこの訴えは，社交的で周りに気を使うＴさんと比較すると，「失明する」と言われながら「手術が決まっていない」「血糖値が下がらない」ことに関連したストレスが生じていて，それを自制できないために，行動としてカーテンを閉めて周りの人と話さない。視力のことを言っていると「あの人はうるさい，落ち着かない」と訴え，血糖値が下がらなくても手術してほしいというような訴えが出ていると考える。また，　部分からは失明に対する「喪失」に対する感情の表れが伺える。	－ストレスが大きい－ ・血糖値が下がらなくても手術してほしい。 ・視力の話は避けており，同室者が視力の話をしていると「あの人はうるさくて，落ち着かない」と看護師に訴える。 ・風邪をひくからと言って，昼間からカーテンを閉めて周りの患者と話さない。 ・手術を早くしてほしいということを看護師が医師に伝えていないと，看護師に対して強い口調で訴える。その時のアイコンタクトはない。

表2－5　分析のステップ

	ステップ1（既存のNANDA-Iの診断名に置き換える）	ステップ2（推論）	ステップ3（照合）	結　果
健康知覚―健康管理	－健康管理に対する事柄－ **→非効果的健康自主管理（リスク状態）** 右眼失明の可能性に衝撃を受けてもう一度やり直したい。 視力は失いたくない。 外来受診を中断したことがある。 食事療法を中断した経験がある。 夫も本人がやるからと関心を示していない。 中断した理由は話さない。合併症などの指導については話をそらす。 1,400kcal，体重51kg，BMI＝23，FBS 189～234mg/dℓ，HbA1c 12.8%	1）非効果的健康自主管理（リスク状態） 2）健康自主管理促進準備状態 3）非効果的家族健康自主管理 4）過体重リスク状態	NANDA-Iの非効果的健康自主管理の関連因子→危険因子（P.55**図1－23**参照）と，また必要量以上の看護診断の指標と関連因子とを照合した結果，結果にあるような判断をした。	非効果的健康自主管理（リスク状態）：食事療法 R）夫も本人がやるからと関心を示していない。
	－損傷のリスク－ **→損傷リスク状態** 字が見えにくそうだったりわずかな段差につまずいたりするが認めない。	1）損傷リスク状態 2）周術期体位性損傷リスク状態	NANDA-Iの損傷リスク状態と周術期体位性損傷リスク状態と照合した結果，結果にあるような判断をした。	損傷リスク状態 R）字が見えにくそうだったり，わずかな段差につまずくがそれを認めない。

■基礎知識
２型糖尿病
インスリンの不完全な分泌，組織のインスリンの反応低下，肝臓でのブドウ糖生産の増加などによるインスリンの相対的な欠乏による。そのため，グルコースはエネルギー代謝のために細胞内に運ばれることができない。その結果，グルコースは血中に蓄積される。

NDx：非効果的健康自主管理（リスク状態）
R）夫も本人がやるからと関心を示していない。

プラスに働く「強み」
「もう一度やり直したい」

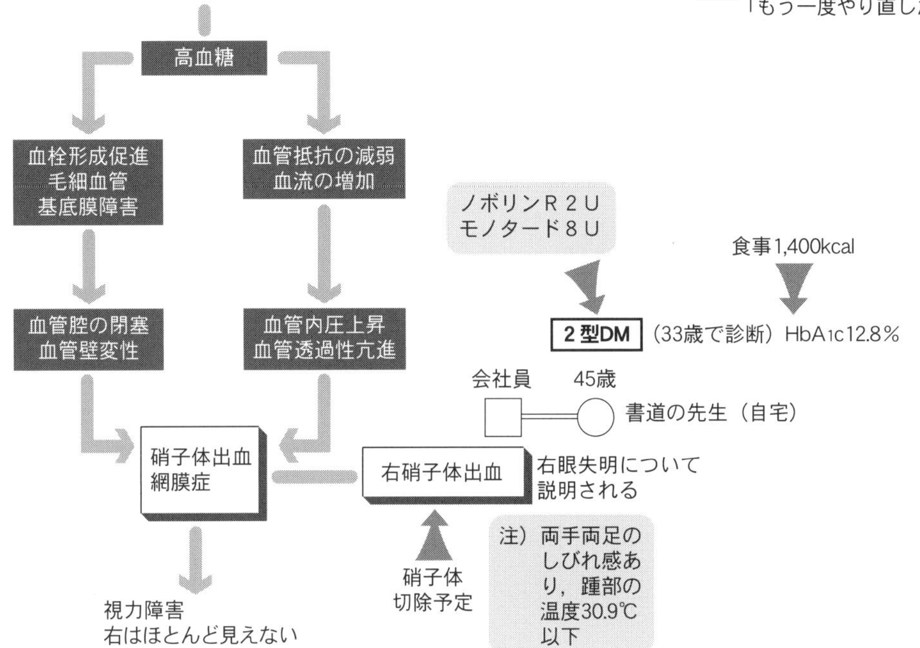

NDx：損傷リスク状態
R）字が見えにくそうだったり，わずかな段差につまずくがそれを認めない。

図２－９　関連図（分析～健康知覚－健康管理）

表2－6　分析のステップ

	ステップ1（既存のNANDA-Iの診断名に置き換える）	ステップ2（推論）	ステップ3（照合）	結　果
睡眠―休息	－睡眠障害－ **→不眠** 夜間4～5時間の睡眠よく眠った感じがない。入院してからこの2日間も同じ。	1）不眠	NANDA-Iの不眠と照合した結果，結果のように判断した。	不眠 S）夜間4～5時間の睡眠 S）よく眠った感じがない。 入院してからこの2日間も同じ。

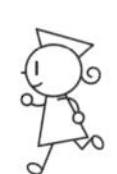

■基礎知識

２型糖尿病

インスリンの不完全な分泌，組織のインスリンの反応低下，肝臓でのブドウ糖生産の増加などによるインスリンの相対的な欠乏による。そのため，グルコースはエネルギー代謝のために細胞内に運ばれることができない。その結果，グルコースは血中に蓄積される。

NDx：非効果的健康自主管理（リスク状態）

R）夫も本人がやるからと関心を示していない。

プラスに働く「強み」
「もう一度やり直したい」

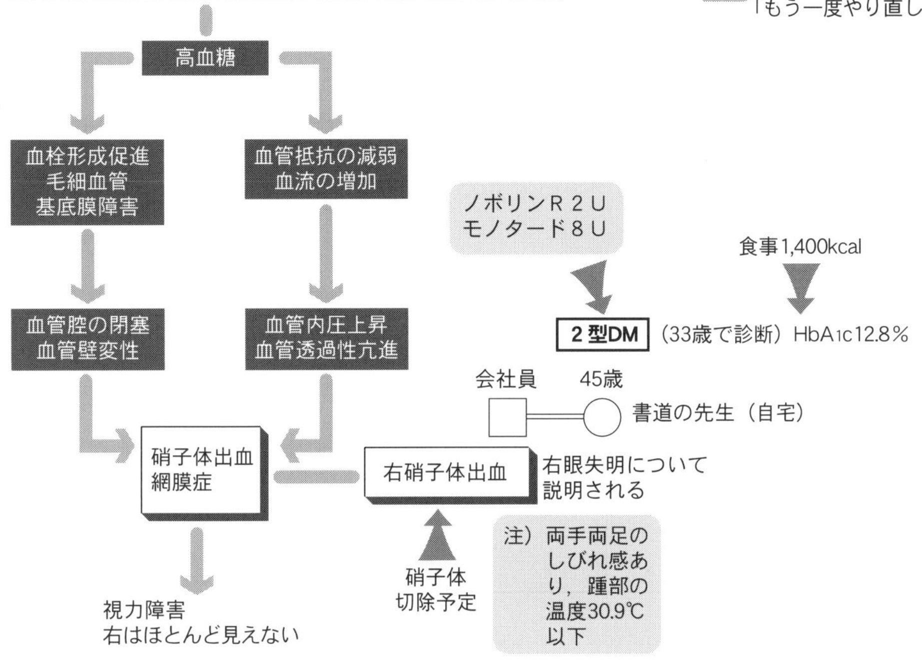

NDx：不眠

S）夜間４～５時間の睡眠

S）よく眠った感じがない。
　　入院してからこの２日間も同じ。

NDx：損傷リスク状態

R）字が見えにくそうだったり，わずかな段差につまずくがそれを認めない。

図２－10　関連図（分析～睡眠－休息）

表2－7　分析のステップ

	ステップ1（既存のNANDA-Iの診断名に置き換える）	ステップ2（推論）	ステップ3（照合）	結果
自己知覚—自己概念	－不安感－ **→不安** 血糖値が下がらなくても，眼が大事だから早く手術をしてほしい(繰り返し訴える)。 不眠の訴え（繰り返し訴える） 視力を失うと，書道が教えられなくなる。 障害者になるような気がする。 いらいらした様子 眼が見えなくなるのが怖い。 合併症などの指導については話をそらす 中断した理由は話さない	1）不安 2）不眠	NANDA-Iの不安と不眠と照合した結果，結果のような判断をした。	不安 S）「血糖値が下がらなくても，眼が大事だから早く手術をしてほしい」（繰り返し訴える） S）不眠の訴え S）いらいらした様子 S）右眼の失明を言われた頃から食欲不振あり S）「視力を失うと，書道が教えられなくなる」 S）「障害者になるような気がする」 S）「眼が見えなくなるのが怖い」

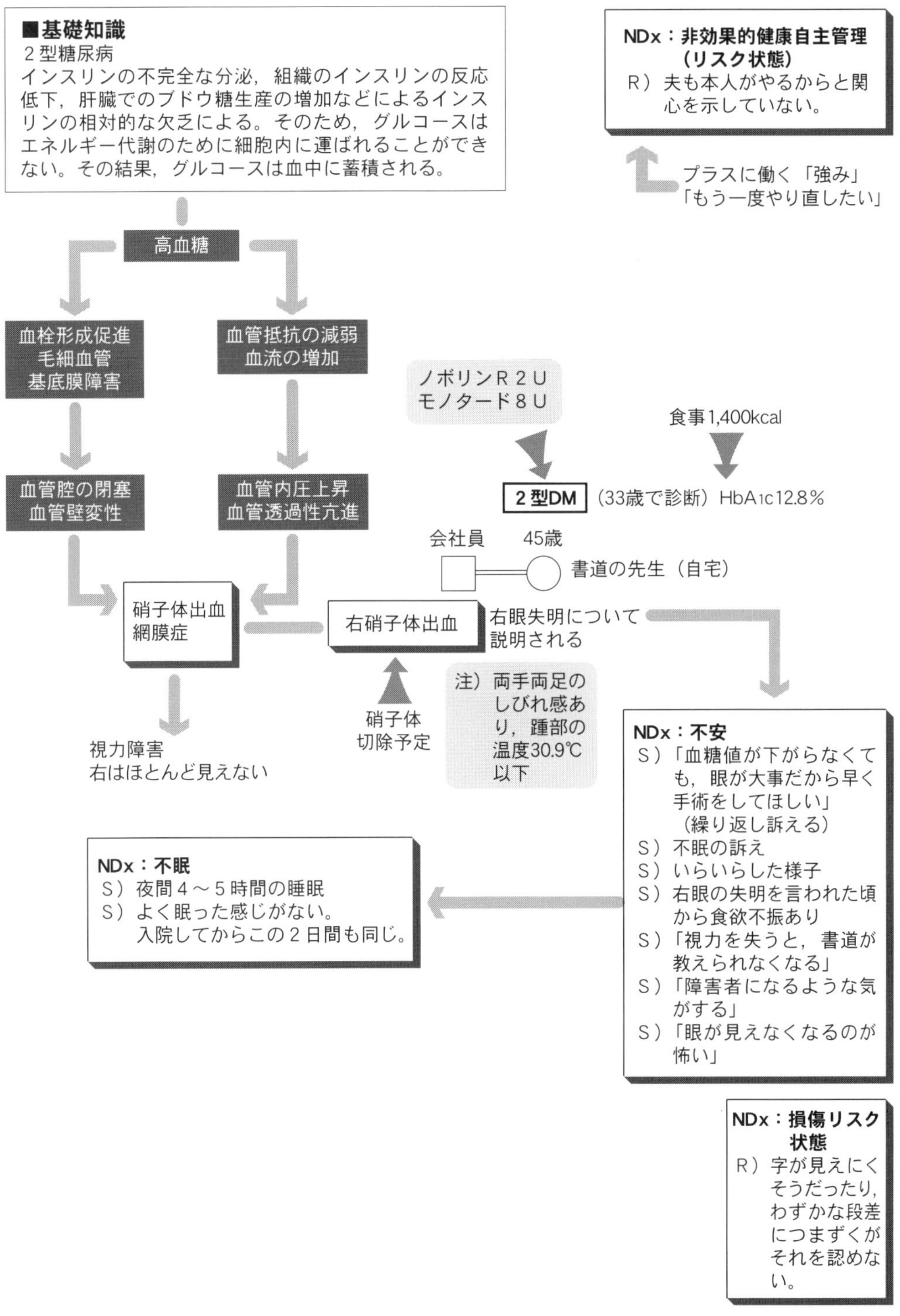

■基礎知識
２型糖尿病
インスリンの不完全な分泌，組織のインスリンの反応低下，肝臓でのブドウ糖生産の増加などによるインスリンの相対的な欠乏による。そのため，グルコースはエネルギー代謝のために細胞内に運ばれることができない。その結果，グルコースは血中に蓄積される。

高血糖

血栓形成促進
毛細血管
基底膜障害

血管腔の閉塞
血管壁変性

血管抵抗の減弱
血流の増加

血管内圧上昇
血管透過性亢進

硝子体出血
網膜症

視力障害
右はほとんど見えない

右硝子体出血

硝子体
切除予定

注）両手両足のしびれ感あり，踵部の温度30.9℃以下

ノボリンＲ２Ｕ
モノタード８Ｕ

食事1,400kcal

２型DM（33歳で診断）HbA1c12.8％

会社員　45歳

書道の先生（自宅）

右眼失明について説明される

NDx：非効果的健康自主管理（リスク状態）
Ｒ）夫も本人がやるからと関心を示していない。

プラスに働く「強み」
「もう一度やり直したい」

NDx：不安
Ｓ）「血糖値が下がらなくても，眼が大事だから早く手術をしてほしい」（繰り返し訴える）
Ｓ）不眠の訴え
Ｓ）いらいらした様子
Ｓ）右眼の失明を言われた頃から食欲不振あり
Ｓ）「視力を失うと，書道が教えられなくなる」
Ｓ）「障害者になるような気がする」
Ｓ）「眼が見えなくなるのが怖い」

NDx：不眠
Ｓ）夜間４～５時間の睡眠
Ｓ）よく眠った感じがない。
　　入院してからこの２日間も同じ。

NDx：損傷リスク状態
Ｒ）字が見えにくそうだったり，わずかな段差につまずくがそれを認めない。

図２－11　関連図（分析～自己知覚－自己概念）

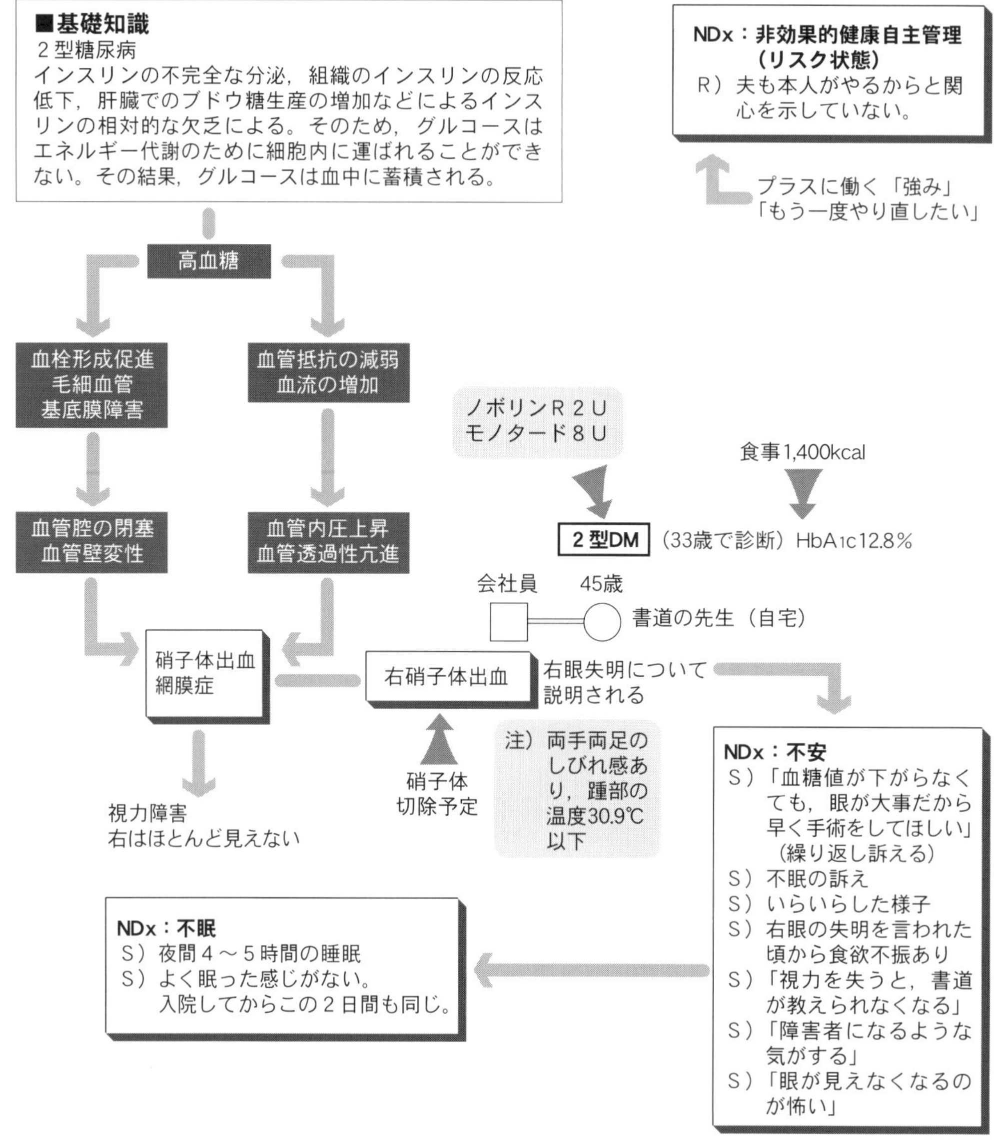

NDx：損傷リスク状態
R）字が見えにくそうだったり，わずかな段差につまずくがそれを認めない。

図２－12　関連図（分析～役割－関係）

表2－8　分析のステップ

	ステップ1（既存のNANDA-Iの診断名に置き換える）	ステップ2（推論）	ステップ3（照合）	結　果
コーピング－ストレス耐性	－ストレスが大きい－ **→非効果的コーピング** 血糖値が下がらなくても手術してほしい。 視力の話は避けており，同室者が視力の話をしていると「あの人はうるさくて，落ち着かない」と看護師に訴える。 風邪をひくからと言って，昼間からカーテンを閉めて周りの患者と話さない。 手術を早くしてほしいと言うことを看護師が医師に伝えていないと，看護師に対して強い口調で訴える。その時のアイコンタクトはない。	1）非効果的コーピング 2）コーピング促進準備状態 3）防御的コーピング	NANDA-Iの非効果的コーピングとコーピング促進準備状態，防御的コーピングと照合した結果，結果のような判断をした。	非効果的コーピング S）血糖値が下がらなくても手術してほしい。 S）視力の話は避けており，同室者が視力の話をしていると「あの人はうるさくて，落ち着かない」と看護師に訴える。 S）風邪をひくからと言って，昼間からカーテンを閉めて周りの患者と話さない。 S）手術を早くしてほしいということを看護師が医師に伝えていないと，看護師に対して強い口調で訴える。その時のアイコンタクトはない。

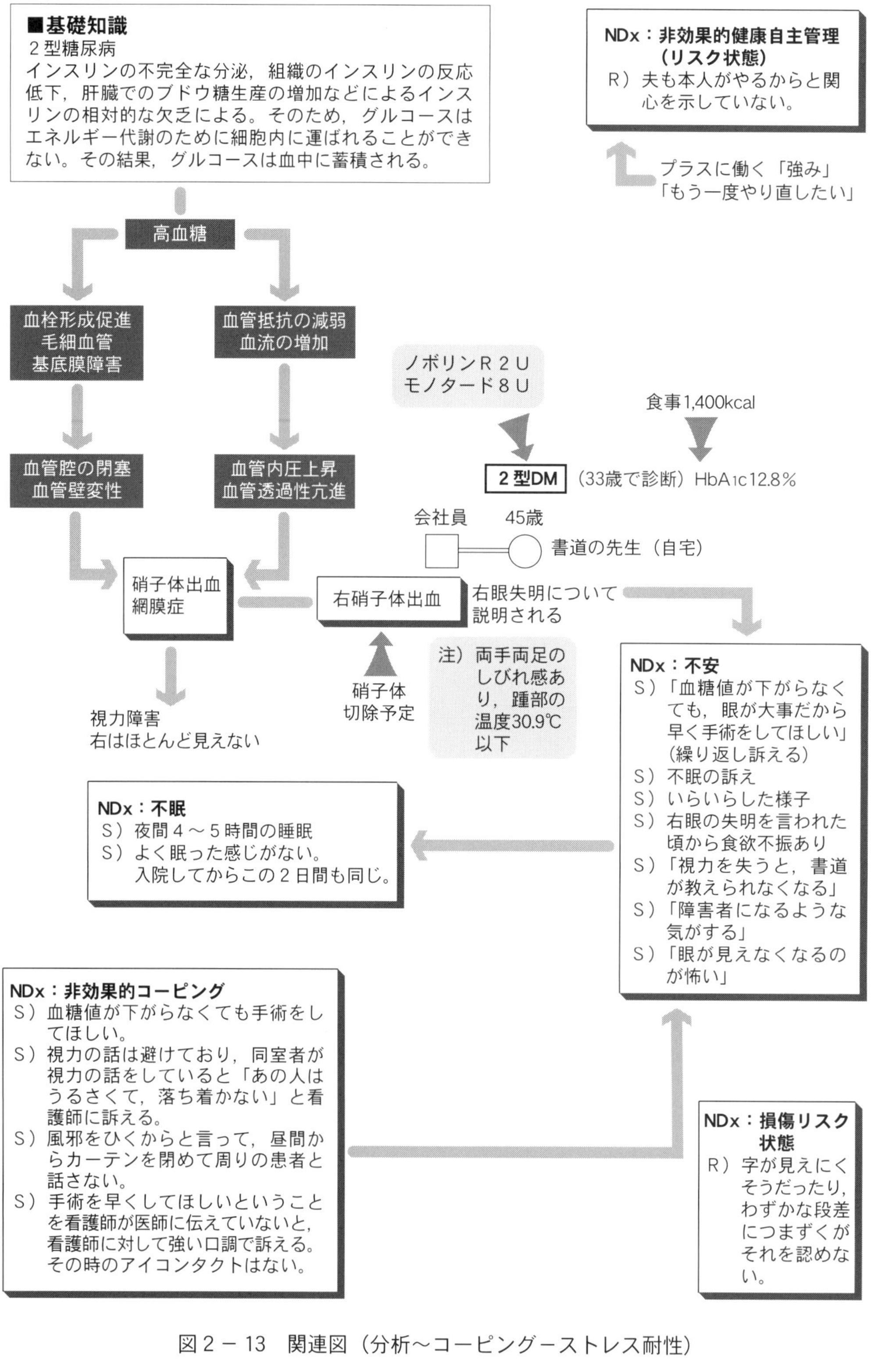

■基礎知識
２型糖尿病
インスリンの不完全な分泌，組織のインスリンの反応低下，肝臓でのブドウ糖生産の増加などによるインスリンの相対的な欠乏による。そのため，グルコースはエネルギー代謝のために細胞内に運ばれることができない。その結果，グルコースは血中に蓄積される。

NDx：非効果的健康自主管理（リスク状態）
R）夫も本人がやるからと関心を示していない。

プラスに働く「強み」
「もう一度やり直したい」

高血糖

血栓形成促進
毛細血管
基底膜障害

血管抵抗の減弱
血流の増加

血管腔の閉塞
血管壁変性

血管内圧上昇
血管透過性亢進

硝子体出血
網膜症

視力障害
右はほとんど見えない

ノボリンＲ２Ｕ
モノタード８Ｕ

食事1,400kcal

２型DM （33歳で診断）HbA1c12.8％

会社員 45歳
書道の先生（自宅）

右硝子体出血

硝子体
切除予定

注）両手両足のしびれ感あり，踵部の温度30.9℃以下

右眼失明について説明される

NDx：不安
S）「血糖値が下がらなくても，眼が大事だから早く手術をしてほしい」（繰り返し訴える）
S）不眠の訴え
S）いらいらした様子
S）右眼の失明を言われた頃から食欲不振あり
S）「視力を失うと，書道が教えられなくなる」
S）「障害者になるような気がする」
S）「眼が見えなくなるのが怖い」

NDx：不眠
S）夜間４～５時間の睡眠
S）よく眠った感じがない。
入院してからこの２日間も同じ。

NDx：非効果的コーピング
S）血糖値が下がらなくても手術をしてほしい。
S）視力の話は避けており，同室者が視力の話をしていると「あの人はうるさくて，落ち着かない」と看護師に訴える。
S）風邪をひくからと言って，昼間からカーテンを閉めて周りの患者と話さない。
S）手術を早くしてほしいということを看護師が医師に伝えていないと，看護師に対して強い口調で訴える。その時のアイコンタクトはない。

NDx：損傷リスク状態
R）字が見えにくそうだったり，わずかな段差につまずくがそれを認めない。

図２－13 関連図（分析～コーピングーストレス耐性）

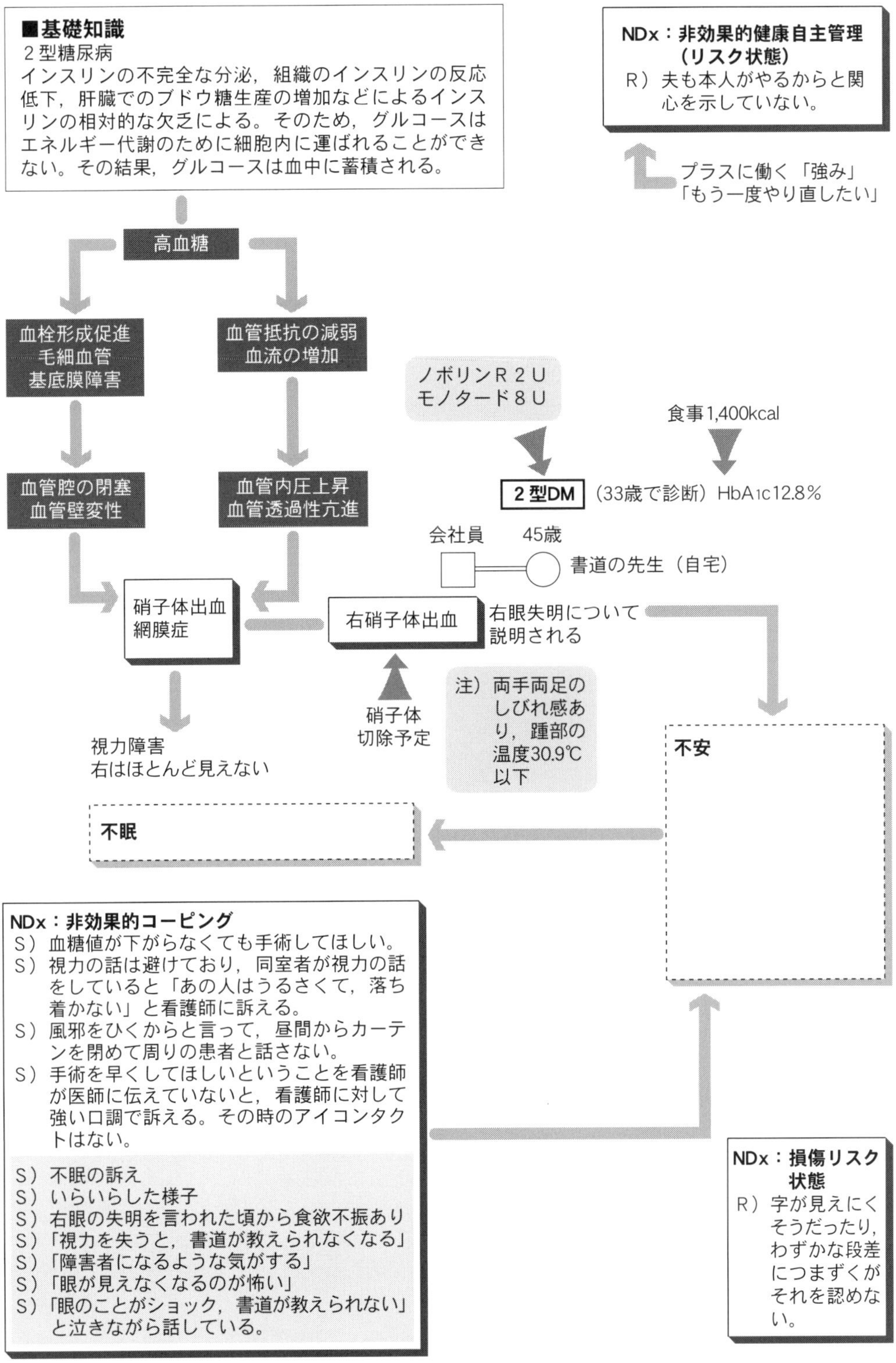

■基礎知識
２型糖尿病
インスリンの不完全な分泌，組織のインスリンの反応低下，肝臓でのブドウ糖生産の増加などによるインスリンの相対的な欠乏による。そのため，グルコースはエネルギー代謝のために細胞内に運ばれることができない。その結果，グルコースは血中に蓄積される。

高血糖

血栓形成促進
毛細血管
基底膜障害

血管抵抗の減弱
血流の増加

血管腔の閉塞
血管壁変性

血管内圧上昇
血管透過性亢進

硝子体出血
網膜症

視力障害
右はほとんど見えない

NDx：非効果的健康自主管理（リスク状態）
R）夫も本人がやるからと関心を示していない。

プラスに働く「強み」
「もう一度やり直したい」

ノボリンＲ２Ｕ
モノタードＸ８Ｕ

食事1,400kcal

２型DM（33歳で診断）HbA1c12.8％

会社員　45歳
書道の先生（自宅）

右硝子体出血

右眼失明について説明される

硝子体切除予定

注）両手両足のしびれ感あり，踵部の温度30.9℃以下

不安

不眠

NDx：非効果的コーピング
S）血糖値が下がらなくても手術してほしい。
S）視力の話は避けており，同室者が視力の話をしていると「あの人はうるさくて，落ち着かない」と看護師に訴える。
S）風邪をひくからと言って，昼間からカーテンを閉めて周りの患者と話さない。
S）手術を早くしてほしいということを看護師が医師に伝えていないと，看護師に対して強い口調で訴える。その時のアイコンタクトはない。

S）不眠の訴え
S）いらいらした様子
S）右眼の失明を言われた頃から食欲不振あり
S）「視力を失うと，書道が教えられなくなる」
S）「障害者になるような気がする」
S）「眼が見えなくなるのが怖い」
S）「眼のことがショック，書道が教えられない」と泣きながら話している。

NDx：損傷リスク状態
R）字が見えにくそうだったり，わずかな段差につまずくがそれを認めない。

図２－14　関連図（統合後）

再照合

この場合は，非効果的コーピングの問題に対してNANDAの非効果的コーピングの診断指標および，関連因子と照合し，分析を行った。E，Sも含めて，分類を再確認する。

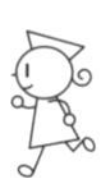

表2－9　看護診断と期待される結果，看護計画

診　断	期待される結果	看護計画
NDx：非効果的コーピング 原因（E）：（手術の未決定，右眼の失明） 症状（S）： ・血糖値が下がらなくても手術してほしい。 ・視力の話は避けており，同室者が視力の話をしていると「あの人はうるさくて，落ち着かない」と看護師に訴える。 ・風邪をひくからと言って，昼間からカーテンを閉めて周りの患者と話さない。 ・手術を早くしてほしいということを看護師が医師に伝えていないと，看護師に対して強い口調で訴える。その時のアイコンタクトはない。 ・不眠の訴え ・いらいらした様子 ・「障害者になるような気がする」 ・「眼が見えなくなるのが怖い」 ・「眼のことがショック，書道が教えられない」と泣きながら話している。	現在の治療状況を受容できていることを以下のことで表現している（○○日までに）☜測定ができにくい。 そこで， 1）血糖値が下がらなくても…手術してほしい，視力の話を避ける，あの人はうるさいなどというような訴えがなくなる。 ・視力のことがショック，書道ができなくなると泣くことが軽減する。昼間からカーテンを閉めなくなる。 2）不眠の訴えが消失する。	観察（OP） 1．患者の言動「目標1」の有無と頻度 2．不眠の訴えの有無 3．その他のストレスコーピング障害の随伴症の有無 処置（TP） 教育（EP）
NDx：非効果的健康自主管理（リスク状態）：食事療法 危険因子（R）：夫も本人がやるからと関心を示していない。 この場合は手術が終了するまで問題としては取り上げるのを控える。一般的な指導，患者の参加は自由にする。		
NDx：損傷リスク状態 危険因子（R）： ・字が見えにくそうだったり，わずかな段差につまずくがそれを認めない。	1．字が見えにくい。わずかな段差につまずくことを表現できる。	観察（OP） 1．身体損傷の有無 2．眼のこと，段差などについての患者の表現 処置（TP）

資料（演習用事例）

食道がん患者の看護診断
〈入院後３日目の再アセスメント〉

事例紹介

患者：Ｂさん，男性，66歳

病名：食道がん（頸部リンパ節転移・骨転移）

家族状況：63歳の妻と二人暮らし。年金生活をしている。43歳の長女がいるが結婚し，他府県に住んでいる。

既往歴：なし

現病歴：2021年の６月の初めより嚥下困難（特に固形物）と右肩の痛みが出現し，近医で食道部付近の異常を指摘され，当院紹介。レントゲン・食道鏡・細胞組織検査の結果，７月13日に食道がんと診断された。本人・妻に，食道がんであること，右肩の痛みはがんの転移であることは説明され，７月16日入院となる。

治療方針：手術不可能（内科的治療）。化学療法＋放射線療法と疼痛コントロール目的。

〈入院後の状況〉

入院時の状態：体温36.3℃，血圧112/60mmHg，脈拍74回/分。右肩の痛みが持続し，痛みに対しては１日３～５回程度ボルタレン坐薬50mgを使用していた。痛みのない時は生活に支障はないが，痛みの強い時は右側臥位がとれず，日を追うごとに痛みは増強してきていた。右肩の疼痛部は皮膚色普通，熱感はない。外来でのがんの説明に対しては，「なったものは仕方がない。手術をすれば治るかもしれない」と話していた。食事は全粥でおかずは軟らかいものを少量ずつ分割して食べていたが，時折喉に引っかかる感じがあった。総タンパク：4.0ｇ/dℓ，アルブミン：3.1ｇ/dℓ。

入院後の状態：入院後すぐにボルタレン坐薬で痛みがとれず，ペンタジン15mg筋肉注射に変更になったが，昼間は病室にいることがほとんどなく，「じっとしていると痛みが強くなる。じっとしていられない」と歩き回っている。夜間は，「横になると痛みが強くなる」と覚醒していることが多いため，２日後にはMSコンチン10mgが１日３回に変更になり，痛みは軽減している。食事は，固形物の通過障害があるため流動食が開始となったが，「流動食はいらない。朝はパンでいい。ご飯も食べられる。先生は点滴をしているから無理に食べなくてもいいと言うが，口から食べないと人間はおしまいだ。やっぱりご飯を食べないと力が出ない」と話す。摂取状況は，牛乳とみそ汁は飲んでいるが，重湯はまったく摂取していない。以後，持ち込み食が可能となり，妻が持参した食べ物は一度口に入れて摂取を試み，アイスクリームやスープのみ少量摂取している。

入院当日に主治医より本人と妻に，「食道がんによる通過障害が出てきている。食道がんは部位的に手術不可能で，26日から放射線療法と化学療法を予定している。痛みに対しては，度合いを見て痛み止めの変更や量の調節をする」ことと，放射線療法と化学療法についての詳しい説明を受ける。医師の説明後，表情が硬く「手術ができると思っていたのに，できないと聞いてショックだった」と声を震わせて話す。

翌日「説明後，いろいろ考えて眠れなかった。ご飯を食べていないし，今度の治療で身体はもつのか。口から物を食べていないので力が出ない。痛みは今のところ大丈夫だが，30分もまっすぐ寝ていられないし，今度の治療の点滴（化学療法のこと）も副作用がきついと聞いているし…。治療してもらわないと治らないが，こんなので自分の体力がもつのか自信がない。しんどい思いをしてまで治療はした方がよいのか。治療したらどの程度よくなるのか。この治療を受けた方がよいのかどうか迷っている」と話す。その後，「考えていたらイライラする」と消灯まで再三ロビーにたばこを吸いに行ったり，夜間は廊下をうろうろ歩いたりしていることが多くなった。その日から表情が硬く，口数が少なくなり，看護師と目線を合わせようとせず，医師とも話しをしなくなった。たばこは１日３本の指示が出ているが，１日10本程度吸い，「たばこは急にやめられない」と言っている。

〈生活習慣〉

食事：６月初めの嚥下困難出現時までは，１日３回規則正しく食事をとっていた。嚥下困難出現時よりお粥となり，おかずも軟らかいものが中心となってきていた。７月に入り嚥下困難が増強し始め，徐々に１回の食事量が減少し通常の３分の１程度になったため，１日５～６回に分割して食べるようになった。

排泄：排便は毎日規則正しい。排尿は３～５回/日

活動：坐薬を使って痛みを取れば，すべての動作が自力で可能。

清潔：入浴は痛みのない時間にできている。

睡眠：６月は21～５時まで睡眠がとれていたが，７月の初め頃より夜間痛みによって覚醒することが多くなり，ほとんど眠れないこともあった。睡眠剤は飲んでいない。

嗜好：喫煙20本/日，40年間，禁煙経験はない。飲酒はビール３本/日，６月から飲んでいない。

宗教：浄土真宗

〈身体所見〉

身長：166.7cm

体重：50.5kg，６月から3.5kgの体重減少があった。

BMI：18.2％，右肩の痛みはあるが，運動には異常はない。

〈病気の受け止め〉

７月13日に食道がんであること，右肩の痛みはがんの転移であることの説明を，本人・妻ともに受けている。今回の入院によって，治して帰りたいと思っている。

Bさん，男性，66歳

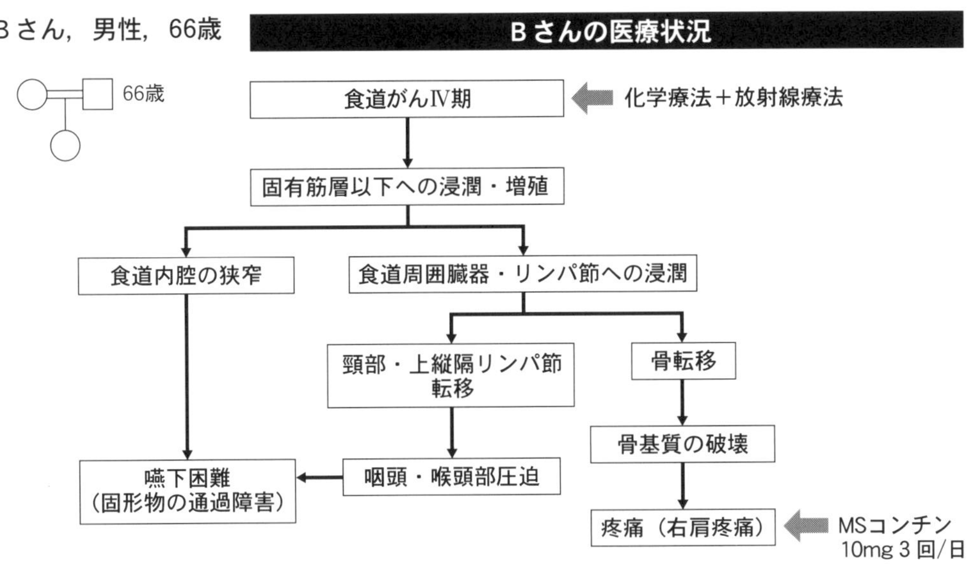
66歳
Bさんの医療状況
食道がんⅣ期
化学療法＋放射線療法
固有筋層以下への浸潤・増殖
食道内腔の狭窄
食道周囲臓器・リンパ節への浸潤
頸部・上縦隔リンパ節
転移
骨転移
骨基質の破壊
嚥下困難
（固形物の通過障害）
咽頭・喉頭部圧迫
疼痛（右肩疼痛）
MSコンチン
10mg 3 回/日

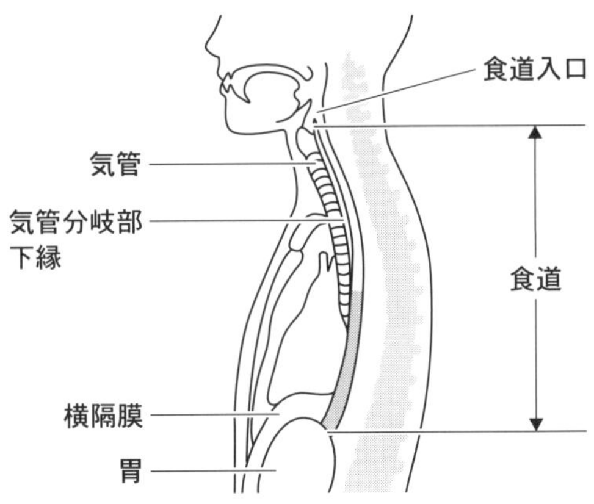
食道の位置
食道入口
気管
気管分岐部
下縁
食道
横隔膜
胃

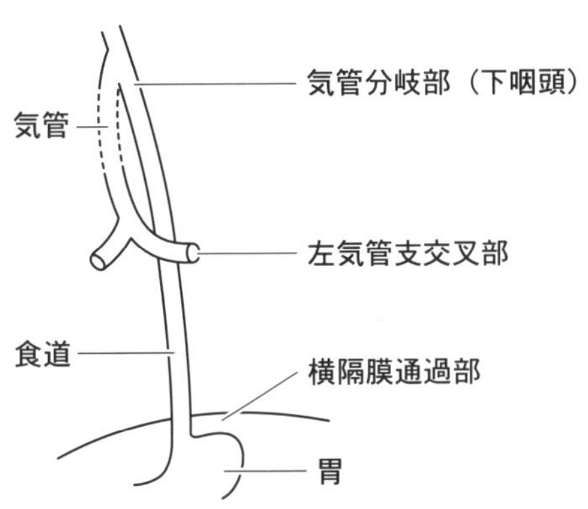
生理的食道狭窄部の位置
気管分岐部（下咽頭）
気管
左気管支交叉部
食道
横隔膜通過部
胃

転移までの出来事のカスケード

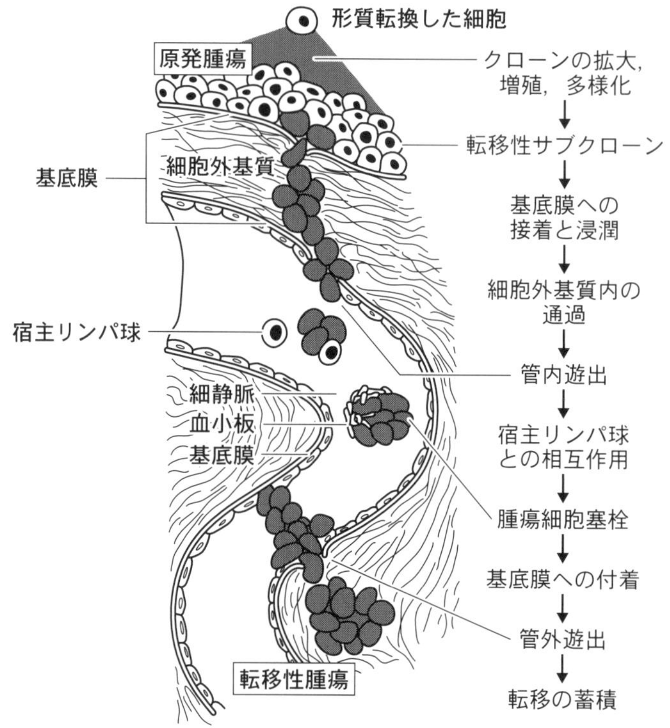

Robert G. M., Ralph E. P., Alan O. P., G. Barry Pierce著，阿部達生，
三澤信一訳：がんの細胞生物学，P.53〜54，医学書院，2000.

転移のカスケードで起こる出来事

- 基底膜の破壊
- 細胞の遊離（分離）
- 細胞の運動性
- 浸潤
- 脈管系の穿通
- 循環中のがん細胞
- 停止（停滞）
- 血管外遊出と増殖

Robert G. M., Ralph E. P., Alan O. P., G. Barry Pierce著，阿部達生，
三澤信一訳：がんの細胞生物学，P.53〜54，医学書院，2000.

病期分類

0期	Tis	N 0	M 0
Ⅰ期	T 1	N 0	M 0
ⅡA期	T 2，T 3	N 0	M 0
ⅡB期	T 1，T 2	N 1	M 0
Ⅲ期	T 3	N 1	M 0
	T 4	Nに関係なく	M 0
Ⅳ期	T，Nに関係なく		M 1
ⅣA期	T，Nに関係なく		M 1 a
ⅣB期	T，Nに関係なく		M 1 b

L. H. Sobin，Ch. Wittekind著，日本TNM分類委員会訳：TNM悪性腫瘍の分類，P.61〜63，金原出版，2005.

〈情報のクラスタリング〉

パターン	情報
健康知覚―健康管理パターン	・2021年の６月の初めより嚥下困難と右肩の痛みが出現，近医で食道部の付近の異常を指摘された。 ・レントゲン・食道鏡・組織細胞検査の結果，食道がんと診断された。 ・本人・妻に食道がんであること，右肩の痛みはがんの転移であることが説明されている。 ・外来での説明に対しては，「なったものは仕方がない。手術をすれば治るかもしれない」と話していた。 ・喫煙20本／日，40年間，禁煙経験はない。 ・入院後，たばこを10本／日ほど吸っている。 ・「たばこは急にやめられない」と言っている。 ・たばこ３本／日までの指示が出ている。 ・ビール３本／日，６月から飲んでいない。 ・入院当日，主治医より食道がんによる通過障害が出てきているとの説明を受けている。 ・部位的に手術は不可能，放射線療法と化学療法を予定していると説明を受けている。 ・痛みに対しては，度合いを見て痛み止めの変更や量の調節をすると説明を受けている。 ・放射線療法と化学療法についての詳しい説明を受けている。 ・既往歴なし。 ・今回の入院によって治して帰りたいと思っている。 ・手術不可能。化学療法・放射線療法と疼痛コントロール目的で入院。
栄養―代謝パターン	・食事は全粥で，おかずは軟らかいものを少量ずつ分割して食べていた。 時折喉に引っかかる感じがあった。 ・総タンパク：4.0g／dℓ，アルブミン：3.1g／dℓ ・固形物の通過障害がある。 ・流動食が開始となったが「流動食はいらない。朝はパンでいい」 ・「ご飯も食べられる。先生は点滴をしているから無理に食べなくてもいいと言うが，口から食べないと人間はおしまいだ。やっぱりご飯を食べないと力が出ない」と話す。 ・摂取状況は，牛乳とみそ汁は飲んでいるが，重湯は全く摂取していない。 ・持ち込み食が可能。 ・妻が持参した食べ物は一度口に入れて摂取を試みている。 ・アイスクリームやスープのみ少量摂取している。 ・６月初めの嚥下困難出現時までは，１日３回規則正しく食事をとっていた。 ・嚥下困難出現時よりお粥となり，おかずも軟らかいものが中心となってきていた。 ・７月に入り嚥下困難が増強し始めた。 ・１日５～６回に分割して食べるようになった。 ・徐々に１回の食事量が減少し，通常の１／３程度になってきた。 ・身長166.7cm，体重50.5kg，BMI 18.2％，６月から3.5kgの体重減少があった。

パターン	情報
排泄パターン	・排便は毎日規則正しい。 ・排尿は３～５回／日
活動―運動パターン	・30分もまっすぐ寝ていられない。 ・坐薬を使って痛みを取れば，すべての動作が自力で可能。 ・入浴は痛みのない時間にできている。 ・右肩の痛みはあるが，運動には異常はない。 ・痛みの強い時は右側臥位がとれない。 ・昼間は病室にいることがほとんどない。 ・「じっとしていられない」と歩き回っている。 ・痛みのない時は生活に支障はない。
睡眠―休息パターン	・夜間は，「横になると痛みが強くなる」と覚醒していることが多い。 ・説明後，いろいろ考えて眠れなかった。 ・右肩の痛みが持続し，痛みに対しては１日３～５回程度ボルタレン坐薬50mgを使用していた。
認知―知覚パターン	・右肩の疼痛部は皮膚色普通，熱感はない。 ・入院後すぐにボルタレン坐薬で痛みが取れず，ペンタジン15mg筋肉注射に変更になった。 ・入院２日後には，MSコンチン10mg１日３回に変更になり，痛みは軽減している。 ・じっとしていると痛みが強くなる。 ・痛みは日を追うごとに増強してきていた。

パターン	情報
自己知覚—自己概念パターン	・外来での説明に対しては，「なったものは仕方がない。手術をすれば治るかもしれない」と話していた。 ・医師の説明後，表情が硬く，「手術ができると思っていたのに，できないと聞いてショックだった」と声を震わせて話す。 ・「ご飯を食べていないし，今度の治療で身体がもつのか」 ・「口から物を食べていないので力が出ない」 ・「今度の治療の点滴も副作用が強いと聞いているし…」 ・「治療してもらわないと治らないが，こんなので自分の体力がもつのか自信がない」 ・「しんどい思いをしてまで治療はした方がよいのか」 ・「治療したらどの程度よくなるのか」 ・「この治療を受けた方がよいのか迷っている」 ・「考えているとイライラする」と，消灯まで再三ロビーにたばこを吸いに行っている。 ・夜間は，廊下をうろうろ歩いていることが多くなった。 ・その日から表情が硬くなった。 ・口数が少なくなった。 ・看護師と日線を合わせようとしない。 ・医師とは話しをしなくなった。
役割—関係パターン	・妻と二人暮らし，年金生活，子どもは長女１人 ・主な介護者は妻
セクシュアリティ—生殖パターン	・該当なし。
コーピング—ストレス耐性パターン	
価値—信念パターン	・浄土真宗

課題 1：情報の整理・解釈・総合の演習を行います。記述済みの箇所はすでに完成されていると考えてください。「栄養―代謝」「認知―知覚」「コーピング―ストレス耐性」パターンの中にある□内の空欄をうめてください。

まず，P.143～145でクラスタリングされている情報を看護診断のきっかけとなり得る情報へと整理していきましょう。

次に，整理された情報が看護診断のきっかけとなり得ると考えたことを，解釈の部分に記述してみましょう。

そして，それぞれの解釈に従い情報を総合の思考に進めます。[　　] 以外のものに注目した事柄を記述し，それに関係する情報を記述します。その時，ほかのパターンから情報が移動して統合される場合があることも忘れないでください。

P.32～35，100～109を参考にしてください。

	整　理	解　釈	総　合
健康知覚－健康管理パターン	入院後，たばこを10本/日ほど吸っている。 ３本/日までの指示が医師より出ている。 「たばこは急にやめられない」と言っている。	たばこは３本/日までの指示であるが10本/日吸っていることや，「たばこは急にやめられない」と言っていることから，指示が守られていない。しかし入院３日目であり，３本/日ではあるが医師からの許可が出ていること，本人が「急にはやめられない」と言っていることから，経過を見ることで問題としない。	
栄養－代謝パターン			[　　　　]

	整　理	解　釈	総　合
栄養－代謝パターン	「ご飯も食べられる。先生は点滴をしているから無理に食べなくてもいいと言うが，口から食べないと人間はおしまいだ。やっぱりご飯を食べないと力が出ない」と話す。	「ご飯も食べられる。先生は点滴をしているから無理に食べなくてもいいと言うが，口から食べないと人間はおしまいだ。やっぱりご飯を食べないと力が出ない」は，食べる機能を維持したい，口から食べることが健康につながるという考えに基づいた言葉であり，通常の反応であると考える。	
活動－運動パターン	30分もまっすぐ寝ていられない。 痛みのない時は生活に支障はないが，痛みの強い時は右側臥位がとれない。	30分もまっすぐ寝ていられない，痛みの強い時には右側臥位がとれないなど痛みの強いことを表している。痛みはがんの転移によるものであるため，医療問題であると考える。	
睡眠－休息パターン	夜間は「横になると痛みが強くなる」と覚醒していることが多い。 「説明後，いろいろ考えて眠れなかった」	横になると痛みが強くなることから，痛みの症状を表していると考える。 説明後，いろいろ考えて眠れなかったことから，説明に対する不安症状を表していると考える。しかし，１日だけの情報であるため，経過を見ていくこととする。	
認知－知覚パターン			

	整理	解釈	総合
	「ご飯を食べていないし，今度の治療で身体がもつのか」 「しんどい思いをしてまで治療をした方がよいのか」 「治療したらどの程度よくなるのか」 「この治療を受けた方がよいのか迷っている」 「こんなので自分の身体がもつのか自信がない」 「口から物を食べていないので力が出ない」	「ご飯を食べていないし，今度の治療で身体がもつのか」「しんどい思いをしてまで治療をした方がよいのか」「治療をしたらどの程度よくなるのか」「この治療を受けた方がよいのか迷っている」「こんなので自分の身体がもつのか自信がない」「口から物を食べていないので力が出ない」などは，説明に対する通常の不安反応であると考えるが，今後の対処行動を見ていく必要がある。	《要注意》 「説明後，いろいろ考えて眠れなかった」
自己知覚－自己概念パターン	医師の説明後，表情が硬く，「手術ができると思っていたのに，できないと聞いてショックだった」と声を震わせて話す。	「手術ができると思っていたのにできないと聞いてショックだった」との言葉からショックを受けている状況がうかがえる。しかし，医師の説明直後の状態であり，ほかの情報が不足していることから一時的にショックを受けているとも考えられる。今後の対処行動を見ていく必要がある。	《要注意》 医師の説明後，表情が硬く「手術ができると思っていたのに，できないと聞いてショックだった」と声を震わせて話す。
	「考えているといらいらする」と，消灯まで再三ロビーにたばこを吸いに行っている。 夜間は，廊下をうろうろ歩いていることが多くなった。 その日から表情が硬くなった。 口数が少なくなった。 看護師と目線を合わせようとしない。 医師とは話しをしなくなった。	「『考えているといらいらする』と，消灯まで再三ロビーにたばこを吸いに行っている」「夜間は，廊下をうろうろ歩いていることが多くなった」「その日から表情が硬くなった」「口数が少なくなった」「看護師と目線を合わせようとしない」「医師とは話しをしなくなった」は，不安症状を示していると考える。	［不安］ 「考えているといらいらする」と，消灯まで再三ロビーにたばこを吸いに行っている。 夜間は，廊下をうろうろ歩いていることが多くなった。 その日から表情が硬くなった。 口数が少なくなった。 看護師と目線を合わせようとしない。 医師とは話しをしなくなった。

課題 2：課題１で総合された情報を分析し，問題を統合して看護診断を決定していく演習です。

まず，分析です。「自己知覚―自己概念パターン」のように，３ステップの分析過程に沿っていきます。

分析の結果が出たら問題間の関係をみるために，統合前の関連図を完成させましょう。その関連図を見ながら，吸収される問題を統合し，「Part 2　1章　看護診断過程演習　5．統合」を参考にしながら，統合が終わった関連図を完成させてください。ただし，病態の基礎知識など統合によって変化しない部分は，統合前の関連図を書き写して使用してください。

そして，統合された問題をその看護診断の指標や関連因子と再度照合し，最終的な看護診断を挙げていきましょう。

P.36～62，110～119を参考にしてください。

関連図（統合前）Q. 分析の結果（統合）で挙がった看護診断とE）S）を記入して図にしてください。

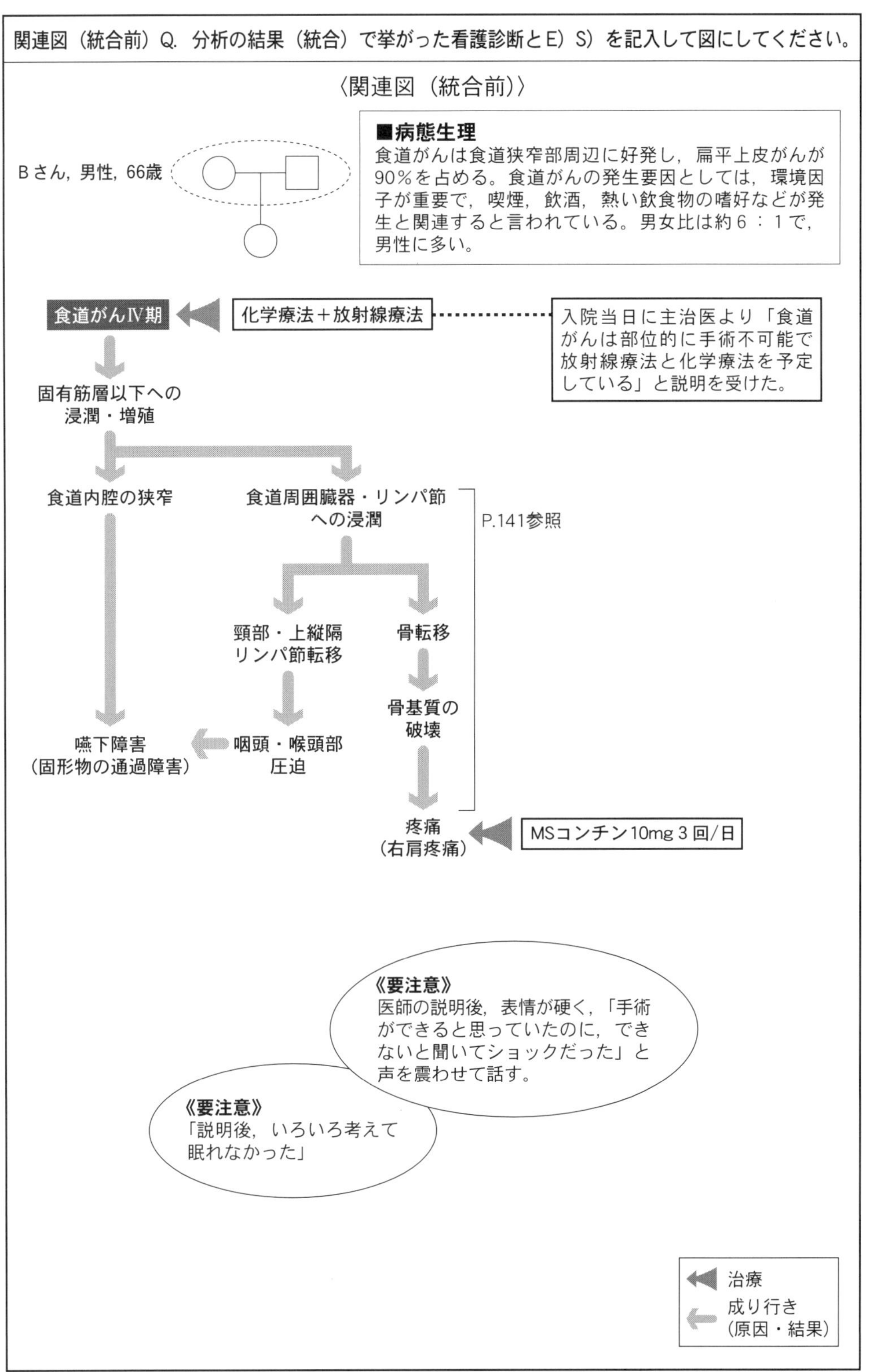

関連図（統合後）Q. 統合前の関連図を参考にして問題を統合した関連図を書いてください。

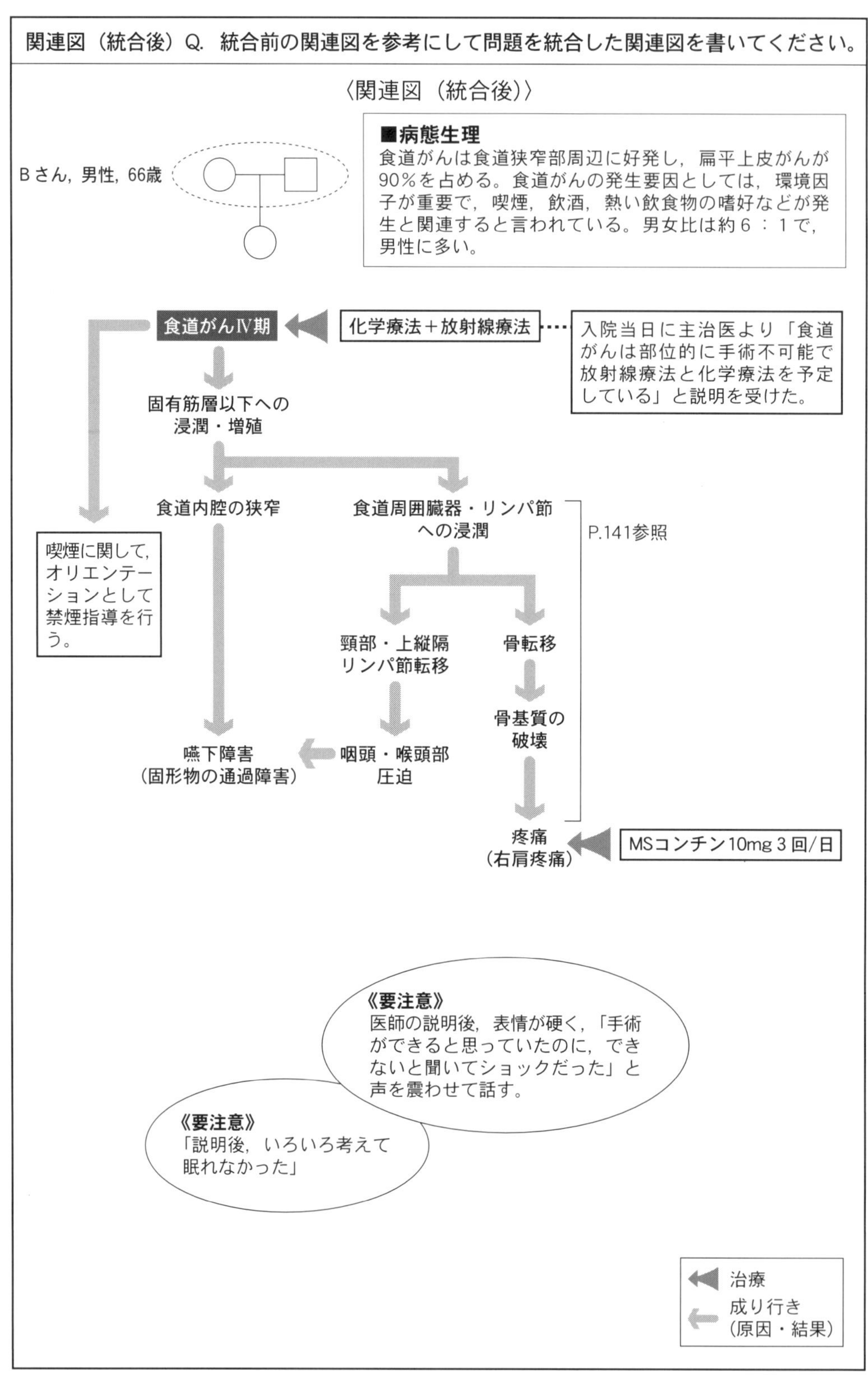

事例解答

課題 1

整理 → 解釈 → 総合

	整理	解釈	総合
健康知覚－健康管理パターン	入院後，たばこを10本/日ほど吸っている。 ３本/日までの指示が医師より出ている。 「たばこは急にやめられない」と言っている。	たばこは３本/日までの指示であるが10本/日吸っていることや，「たばこは急にやめられない」と言っていることから，指示が守られていない。しかし入院３日目であり，３本/日ではあるが医師からの許可が出ていること，本人が「急にはやめられない」と言っていることから，経過を見ることで問題としない。	
栄養－代謝パターン	固形物の通過障害がある。 飲み込むことができず，アイスクリームやスープのみ少量摂取している。	固形物の通過障害があること，飲み込むことができずアイスクリームやスープのみ少量ずつ摂取していることから，嚥下障害があることがわかる。しかし，疾病が食道がんであること，放射線療法・抗がん剤投与が開始になることから，医療問題と考える。	
	飲み込むことができず，アイスクリームやスープのみ少量摂取している。 ６月から3.5kgの体重減。 総タンパク4.0ｇ/dℓ アルブミン3.1ｇ/dℓ BMI18.2％	アイスクリームやスープのみ少量摂取。BMI18.2％。６月から3.5kgの体重減少から，必要な栄養摂取ができていない状況である。しかし，飲み込むことができずにアイスクリームやスープしか摂取できない状況であり，食道がんの治療が開始になることから，医療問題と考える。	

	整　理	解　釈	総　合
栄養－代謝パターン	「ご飯も食べられる。先生は点滴をしているから無理に食べなくてもいいと言うが，口から食べないと人間はおしまいだ。やっぱりご飯を食べないと力が出ない」と話す。	「ご飯も食べられる。先生は点滴をしているから無理に食べなくてもいいと言うが，口から食べないと人間はおしまいだ。やっぱりご飯を食べないと力が出ない」は，食べる機能を維持したい，口から食べることが健康につながるという考えに基づいた言葉であり，通常の反応であると考える。	
活動－運動パターン	30分もまっすぐ寝ていられない。 痛みのない時は生活に支障はないが，痛みの強い時は右側臥位がとれない。	「30分もまっすぐ寝ていられない」「痛みの強い時には右側臥位がとれない」は，痛みの強いことを表している。痛みはがんの転移によるものであるため，医療問題と考える。	
睡眠－休息パターン	夜間は「横になると痛みが強くなる」と覚醒していることが多い。 「説明後，いろいろ考えて眠れなかった」	横になると痛みが強くなることから，痛みの症状を表していると考える。 説明後，いろいろ考えて眠れなかったことから，説明に対する不安症状を表していると考える。しかし，１日だけの情報であるため，経過を見ていくこととする。	
認知－知覚パターン	**入院２日後にはMSコンチン10mg３回/日に変更になり，痛みは軽減している。 じっとしていると痛みが強くなる。 痛みは日を追うごとに増強している。**	**じっとしていると痛みが強くなる。痛みは日を追うごとに増強していることから，強い痛みが来ていることが考えられる。しかし, MSコンチン10mgが３回/日で開始になっており, MSコンチンによって痛みも軽減していることから医療問題と考える。**	

	整理	解釈	総合
自己知覚－自己概念パターン	「ご飯を食べていないし，今度の治療で身体がもつのか」 「しんどい思いをしてまで治療をした方がよいのか」 「治療したらどの程度よくなるのか」 「この治療を受けた方がよいのか迷っている」 「こんなので自分の身体がもつのか自信がない」 「口から物を食べていないので力が出ない」	「ご飯を食べていないし，今度の治療で身体がもつのか」「しんどい思いをしてまで治療をした方がよいのか」「治療をしたらどの程度よくなるのか」「この治療を受けた方がよいのか迷っている」「こんなので自分の身体がもつのか自信がない」「口から物を食べていないので力が出ない」などは，説明に対する通常の不安反応であると考えるが，今後の対処行動を見ていく必要がある。	《要注意》 「説明後，いろいろ考えて眠れなかった」
	医師の説明後，表情が硬く，「手術ができると思っていたのに，できないと聞いてショックだった」と声を震わせて話す。	「手術ができると思っていたのにできないと聞いてショックだった」との言葉から，ショックを受けている状況がうかがえる。しかし，医師の説明直後の状態であり，ほかの情報が不足していることから，一時的にショックを受けているとも考えられる。今後の対処行動を見ていく必要がある。	《要注意》 医師の説明後，表情が硬く，「手術ができると思っていたのに，できないと聞いてショックだった」と声を震わせて話す。
	「考えているといらいらする」と，消灯まで再三ロビーにたばこを吸いに行っている。 夜間は，廊下をうろうろ歩いていることが多くなった。 その日から表情が硬くなった。 口数が少なくなった。 看護師と目線を合わせようとしない。 医師とは話しをしなくなった。	「『考えているといらいらする』と，消灯まで再三ロビーにたばこを吸いに行っている」「夜間は，廊下をうろうろ歩いていることが多くなった」「その日から表情が硬くなった」「口数が少なくなった」「看護師と目線を合わせようとしない」「医師とは話しをしなくなった」は，不安症状を示していると考える。	［不安］ 「考えているといらいらする」と，消灯まで再三ロビーにたばこを吸いに行っている。 夜間は，廊下をうろうろ歩いていることが多くなった。 その日から表情が硬くなった。 口数が少なくなった。 看護師と目線を合わせようとしない。 医師とは話しをしなくなった。

課題 2

自己知覚－自己概念パターン	分析 ステップ1（既存のNANDA-Iの診断名に置き換える）	ステップ2（推論）	ステップ3（照合）	結果
	[不安] →不安 「考えているといらいらする」と，消灯まで再三ロビーにたばこを吸いに行っている。 夜間は，廊下をうろうろ歩いていることが多くなった。 その日から表情が硬くなった。 口数が少なくなった。 看護師と目線を合わせようとしない。 医師とは話しをしなくなった。	1）不安 2）死の不安	不安とは外部からの危険に対する感情反応であり，何かをしよう，言おうをいう意識的意図に対してそれを妨げる意図が働き，その両者のせめぎ合いから生じてくるものと考えられている（フロイト，1959）。Bさんの場合，医師の説明後の反応であり，「考えているといらいらする」と消灯まで再三ロビーにたばこを吸いに行っている，夜間は廊下をうろうろ歩いていることが多くなった，その日から表情が硬くなった，口数が少なくなった，看護師と目線を合わせようとしない，医師とは話しをしなくなったなどの行動が，感情反応の症状であると考える。しかし，「死に行く」過程での悲痛（江川，2006）ではないため，死の不安には適合しない。「『考えているといらいらする』と消灯まで再三ロビーにたばこを吸いに行っている」「夜間は廊下をうろうろ歩いていることが多くなった」という症状は，NANDA-I「不安」の診断指標「イライラした気分」に適合し，「その日から表情が硬くなった」は「緊張を示す」，「看護師と目線を合わせようとしない」は「アイコンタクトの減少」に適合する。	[不安] S）「考えているといらいらする」と，消灯まで再三ロビーにたばこを吸いに行っている。 S）夜間は，廊下をうろうろ歩いていることが多くなった。 S）その日から表情が硬くなった。 S）看護師と目線を合わせようとしない。

関連図（統合前）Q. 分析の結果（統合）で挙がった看護診断とE）S）を記入して図にしてください。

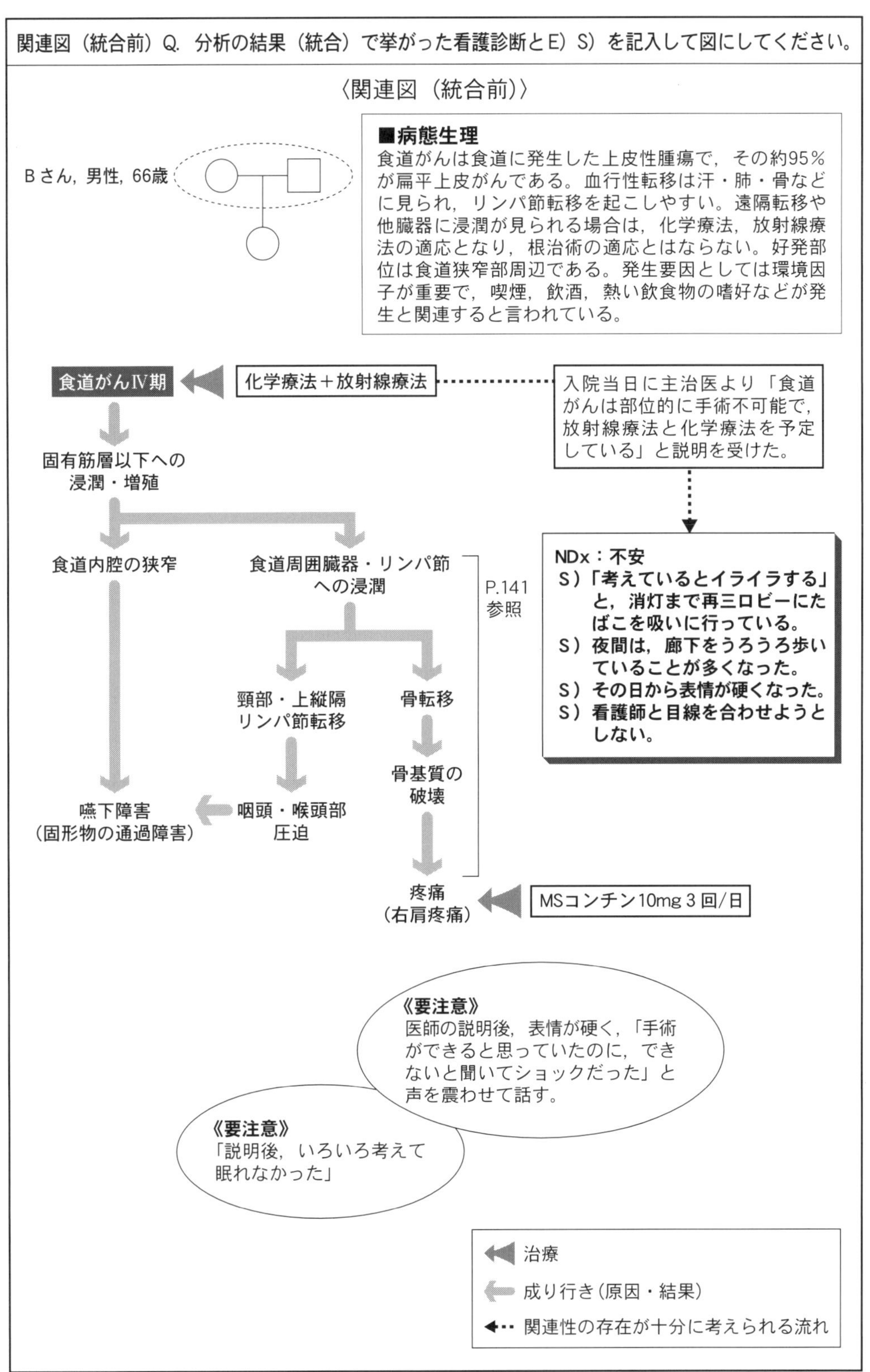

関連図（統合後）Q. 統合前の関連図を参考にして問題を統合した関連図を書いてください。

〈関連図（統合後）〉

Bさん，男性，66歳

■病態生理
食道がんは食道に発生した上皮性腫瘍で，その約95％が扁平上皮がんである。血行性転移は肝・肺・骨などに見られ，リンパ節転移を起こしやすい。遠隔転移や他臓器に浸潤が見られる場合は，化学療法，放射線療法の適応となり，根治術の適応とはならない。好発部位は食道狭窄部周辺である。発生要因としては環境因子が重要で，喫煙，飲酒，熱い飲食物の嗜好などが発生と関連すると言われている。

食道がんⅣ期

化学療法＋放射線療法

入院当日に主治医より「食道がんは部位的に手術不可能で，放射線療法と化学療法を予定している」と説明を受けた。

固有筋層以下への浸潤・増殖

食道内腔の狭窄

食道周囲臓器・リンパ節への浸潤

P.141参照

NDx：不安
S）「考えているとイライラする」と，消灯まで再三ロビーにたばこを吸いに行っている。
S）夜間は，廊下をうろうろ歩いていることが多くなった。
S）その日から表情が硬くなった。
S）看護師と目線を合わせようとしない。

頸部・上縦隔リンパ節転移

骨転移

骨基質の破壊

嚥下障害（固形物の通過障害）

咽頭・喉頭部圧迫

疼痛（右肩疼痛）

MSコンチン10mg 3回/日

喫煙に関して，オリエンテーションとして禁煙指導を行う。

《要注意》
医師の説明後，表情が硬く，「手術ができると思っていたのに，できないと聞いてショックだった」と声を震わせて話す。

《要注意》
「説明後，いろいろ考えて眠れなかった」

治療
成り行き（原因・結果）
関連性の存在が十分に考えられる流れ

〈統合〉

統合により，「NDx：不安」「CP：嚥下障害」「CP：右肩疼痛」が挙げられた。医療問題としては，「低栄養状態」もあるが，「嚥下障害」を原因として生じている状態であると考えた。さらに，これらの医療問題は疾患から導き出される症状であり，治療が始まっていることから，看護だけでは解決できない問題として分析過程には記述せず，最終的に明記した。また，《要注意》は，情報が少ないため看護診断には至らないが，今後問題が起こる可能性が高いと考え，患者の言動を観察していく必要があるとした。喫煙に関しては，緩和ケア時期であると考え，オリエンテーションとして指導を行うレベルとした。

〈照合〉

なし

〈最終的な看護診断〉

NDx：不安

CP：嚥下障害

CP：右肩疼痛

巻末資料

保健師助産師看護師法（昭和23年法律203号）

第１条　この法律は，保健師，助産師及び看護師の資質を向上し，もって医療及び公衆衛生の普及向上をはかることを目的とする。

第２条

第３条

第５条　この法律において，**「看護師」とは**，厚生労働大臣の免許を受けて，**傷病者若しくはじょく婦に対する療養上の世話又は診療の補助をなすことを業とする者**をいう。

第29条

第30条

第31条　**看護師でない者は，第５条に規定する業をしてはならない。**ただし，医師法又は歯科医師法（昭和23年法律202号）の規定に基づいて行う場合は，この限りではない。

第32条

第37条　保健師，助産師，看護師又は准看護師は，主治の医師又は歯科医師の指示があった場合を除くほか，診療機械を利用し，医薬品を授与し，医薬品について指示をし，その他医師又は歯科医師が行うのでなければ衛生上危害を生ずるおそれのある行為をしてはならない。ただし，臨時応急の手当をし，又は助産師がへその緒を切り，浣腸を施しその他助産師の業務に当然付随する行為をする場合は，この限りではない。

厚生労働省ホームページより

看護の定義（日本看護協会）

〈概念的定義〉

看護とは，広義には，人々の生活の中で営まれるケア，すなわち家庭や近隣における乳幼児，傷病者，高齢者や虚弱者等への世話等を含むものをいう。狭義には，保健師助産師看護師法に定められるところに則り，免許交付を受けた看護職による，保健医療福祉のさまざまな場で行われる実践をいう。

（保助看法，第５条）

←診療の補助→←療養上の世話→

	医師	看護師		
		診療の補助	ADLケア	看護診断
技術		医療技術	看護ケア技術（ADLに対してのみ）	看護治療技術
成果	医師（回復）		目標であり変化・改善を評価するものではない	看護師（改善）
責任	・疾病に対する診断と治療を行う（実施責任） ・治療に関する観察・処置内容などを看護師に委譲する（指示責任）➡ ①指示をした医師は成果責任を持つ	・医師の指示を正確に受けて，看護計画を立案し実施・報告する（観察，処置などの計画） ・実施内容に関しては医師の指示を受ける）（実施責任） ①適切に正確に指示を受ける ②適切に実施できる ③適切に報告できる	・（治療制限，活動制限など医師の指示がある場合には）医師の指示に合わせケアを計画し実施する（実施責任） ・医師指示による制限のないADLに関しては，看護師が判断・ケアの選択をし，ADLケア計画を立案し目標を立て，実施する。また，看護助手等に指示を行う（指示・実施責任）	・看護師が意図的に維持・向上を図る ＊判断 ＊治療の選択 ＊指示・実施・改善　などに対して全責任（指示・実施）を持つ

表　看護師の援助範囲と看護の責任

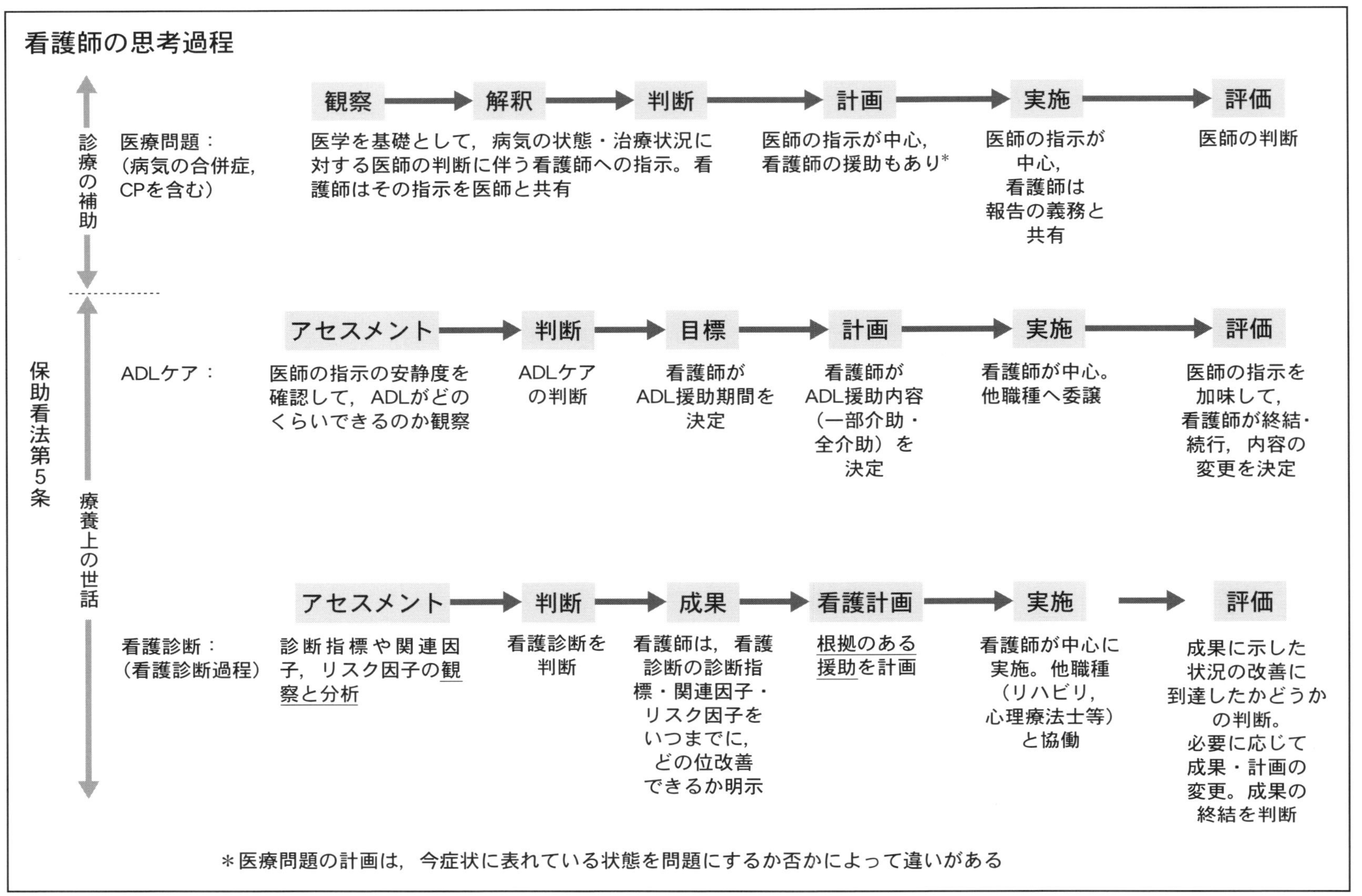
看護師の思考過程
保助看法第5条
診療の補助
療養上の世話
医療問題：（病気の合併症，CPを含む）
観察
解釈
判断
計画
実施
評価
医学を基礎として，病気の状態・治療状況に対する医師の判断に伴う看護師への指示。看護師はその指示を医師と共有
医師の指示が中心，看護師の援助もあり*
医師の指示が中心，看護師は報告の義務と共有
医師の判断
ADLケア：
アセスメント
判断
目標
計画
実施
評価
医師の指示の安静度を確認して，ADLがどのくらいできるのか観察
ADLケアの判断
看護師がADL援助期間を決定
看護師がADL援助内容（一部介助・全介助）を決定
看護師が中心。他職種へ委譲
医師の指示を加味して，看護師が終結・続行，内容の変更を決定
看護診断：（看護診断過程）
アセスメント
判断
成果
看護計画
実施
評価
診断指標や関連因子，リスク因子の観察と分析
看護診断を判断
看護師は，看護診断の診断指標・関連因子・リスク因子をいつまでに，どの位改善できるか明示
根拠のある援助を計画
看護師が中心に実施。他職種（リハビリ，心理療法士等）と協働
成果に示した状況の改善に到達したかどうかの判断。必要に応じて成果・計画の変更。成果の終結を判断
＊医療問題の計画は，今症状に表れている状態を問題にするか否かによって違いがある

引用・参考文献

1）Donnna. J. Brauer著，江川隆子訳：クリティカルシンキングと看護過程，看護診断，3（1），P.44，1998.
2）松木光子監訳：ロイ看護論，P.8，メヂカルフレンド社，1982.
3）江川隆子著：事例で学ぶ看護過程，P.10，照林社，1996.
4）Orem D. E.著，小野寺杜紀訳：オレム看護論，第2版，医学書院，1988.
5）江川隆子：看護診断分類のタクソノミーⅡは看護の体系を反映する，月刊ナーシング，23（7），P.50，2003.
6）Gordon M.著，佐藤重美訳：ゴードン博士のよくわかる機能的健康パターン，照林社，1998.
7）NANDAインターナショナル著：NANDA-I看護診断　定義と分類　2021-2023，医学書院，2021.
8）前掲7），P.322，463.
9）江川隆子他編：看護データベース，第2版，P.30，廣川書店，2000.
10）前掲7），P.114.
11）江川隆子編：コンパクト新版 これなら使える看護診断，P.5，医学書院，2013.
12）平林勝政：日本看護・社会・政策学会第24回研修会資料 P.15.
13）前掲11），P.102.
14）前掲11），P.2.
15）前掲3），P.41.
16）医療情報科学研究所編：病気がみえるVol.3　代謝・内分泌疾患，P.61，メディックメディア，2004.
17）前掲3），P.82.
18）Becker M.：Health belief model and sick role behavior, Health Education Monograph 2：416，Winter 1974.
19）江川隆子：これなら使える看護診断，第4版，P.278，医学書院，2010.
20）Robert G. M.，Ralph E. P.，Alan O. P.，G. Barry Pierce著，阿部達生，三澤信一訳：がんの細胞生物学，P.53～54，医学書院，2000.
21）L. H. Sobin，Ch. Wittekind著，日本TNM分類委員会訳：TNM悪性腫瘍の分類，P.61～63，金原出版，2005.
22）石川稔生他監訳：看護診断：診断の分類の理論的背景と診断名一覧，P.285，医学書院，1998.
23）佐藤昭夫他：ストレスの仕組みと積極的対応，P.50，藤田企画出版，1991.
24）前掲1），P.44～46.
25）南裕子，野嶋佐由美訳：看護理論集－看護過程に焦点を当てて，日本看護協会出版会，1982.
26）Nursing Diagnosis Taxonomy 8th Conference，P.145.
27）北米看護診断協会著，松木光子監訳：NANDA看護診断　定義と分類　1999－2000，P.50，87，医学書院，1999.
28）北米看護診断協会著，松木光子監訳：NANDA看護診断　定義と分類　1997－1998，P.14，15，医学書院，1998.
29）NANDAインターナショナル著，日本看護診断学会監訳，中木高夫訳：NANDA-I看護診断—定義と分類　2007-2008，医学書院，2007.
30）NANDAインターナショナル著，日本看護診断学会監訳，中木高夫訳：NANDA看護診断—定義と分類　2005-2006，P.1～8，医学書院，2005.
31）NANDAインターナショナル著，日本看護診断学会監訳，中木高夫訳：NANDA看護診断—定義と分類　2003-2004，P.258～259，医学書院，2003.
32）日野原重明監訳：看護診断ハンドブック　第2版，P.26，医学書院，1994.
33）前掲3），P.34.
34）中木高夫監訳：看護診断データベース，医学書院，1992.
35）本明寛：Lazarusのコーピング理論，看護研究，21（3），1988.
36）高木永子監訳：看護診断と看護計画，医学書院，1997.
37）江川隆子著：糖尿病患者の看護診断，臨床看護，20（5），P.658，1994.

おわりに　～読者への期待

この本を読み終えてどんな感想を持たれたでしょうか。看護過程や看護診断が身近に感じるようになったでしょうか。この本は初めてあるいは再度，看護過程や看護診断の学習を志す看護職者のために書いたものです。そこで，特に詳しく看護診断プロセスの思考を書き上げました。なかでも情報の分析と問題の統合については多くのページをさいて，分析ごとにその問題と患者の疾病や医療状況との関連について図で表しながら解説を加えています。

先にも述べましたように，看護過程や看護診断は看護実践にとって不可欠なものです。といってもこれらの思考をマスターすることは容易ではありません。しかし，適切な訓練によってはこれらの思考過程を学ぶことは可能です。途中で挫折しないで，ぜひ，熟達するまで訓練を続けてください。一度身についた看護過程と看護診断のための思考過程は，あなたが看護職を続ける限り維持できるはずです。将来，看護診断やその成果，計画立案がコンピュータ化されようとも，この思考過程を熟知していれば何も恐れることはありません。むしろ，コンピュータが導入された時，診断過程の思考プロセスを熟知しているあなただけが，看護診断メニュー選択のキーを押す資格を持つのです。

最後に，事例検討あるいは，実際に患者ケアに際して看護診断や看護記録につまずいたら，まずこの本を参考にして思考過程を確かめてください。いつでも，この本はあなたの思考訓練の助け舟として用いてください。そして，いつでも患者にとって最良の看護援助を提供するために看護過程や看護診断を用いてください。そうする努力が私たちの専門性を高めることになると信じています。

最後に，すべての看護上の問題が看護診断に置き換えられるものでもありません。したがって，どのような看護場面でも，看護診断に至らなかった看護上の問題に対するADLケアやその記録は，看護にとって非常に重要なことです。それを，決して忘れないでいただきたいです。

江川隆子

執筆者一覧

江川隆子（関西看護医療大学 学長／京都大学 名誉教授）

奥津文子（関西看護医療大学 看護学部 看護学科 教授）

笠岡和子（関西看護医療大学 看護学部 看護学科 教授）

紙野雪香（大阪府立大学 地域保健学域 看護学類 看護研究科 准教授）

澄川真珠子（札幌医科大学 保健医療学部 看護学科 看護学第一講座 准教授）

本田育美（名古屋大学大学院 医学系研究科 総合保健学専攻 看護科学 教授）

〈五十音順〉

江川隆子のかみくだき看護診断

1999年11月29日 発行 第1版第1刷
2001年6月25日 発行 第3刷
2002年5月24日 発行 第2版第1刷
2004年3月12日 発行 第3刷
2004年6月14日 発行 第3版第1刷
2005年7月30日 発行 第4刷
2006年6月30日 発行 第4版第1刷
2007年4月30日 発行 第3刷
2007年9月30日 発行 第5版第1刷
2009年4月16日 発行 第3刷
2010年1月26日 発行 第6版第1刷
2010年8月 日 発行 第7版第1刷
2013年4月8日 発行 第3刷
2014年2月16日 発行 第8版第1刷
2015年2月8日 発行 第2刷
2017年3月1日 発行 第9版第1刷
2018年2月28日 発行 第2刷
2019年2月22日 発行 第10版第1刷
2020年4月10日 発行 第2刷
2022年3月31日 発行 第11版第1刷

著者：江川隆子（えがわたかこ）©

企 画：日総研グループ
代 表 岸田良平
発行所：日 総 研 出 版

本部 〒451－0051 名古屋市西区則武新町3－7－15（日総研ビル）
☎（052）569－5628 FAX（052）561－1218

日総研お客様センター 名古屋市中村区則武本通1－38
日総研グループ縁ビル 〒453-0017
電話 0120-057671 FAX 0120-052690

［札 幌］☎(011)272－1821 ［仙 台］☎(022)261－7660 ［東 京］☎(03)5281－3721
［名古屋］☎(052)569－5628 ［大 阪］☎(06)6262－3215 ［広 島］☎(082)227－5668
［福 岡］☎(092)414－9311 ［編 集］☎(052)569－5665 ［商品センター］☎(052)443－7368